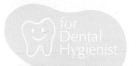

歯科衛生士講座

JN070966

歯冠修復と欠損補綴の 治療と診療補助

編集委員

松村英雄

大久保力廣

二川浩樹

吉田直美

永末書店

序文

　近年の歯科医療は、治療のみならず疾病の予防と健康増進を基軸としたものに変わりつつあり、治療においては生体に対する侵襲を最小限とする Minimal Intervention（MI）という考え方が定着している。この MI の概念はあらゆる歯科領域に浸透しつつあり、保存修復と欠損補綴においても例外ではない。その結果、保存における間接修復と補綴における歯冠補綴の違いは、内側性か外側性かの相違である、という記述では対応できない新しい技術も誕生し、普及している。

　以上の進歩と変遷をふまえ、本書は歯科衛生士養成課程に在籍する学生が、保存修復学における間接修復の領域および歯科補綴学全般を学ぶ際の教科書として編纂された。すなわち、本書は『平成29年版　歯科衛生士国家試験出題基準』に掲載されている、「六 臨床歯科医学 Ⅱ 歯の疾患と治療（3分野の一部）」「Ⅲ 歯の欠損と治療」「九 歯科診療補助論 Ⅳ 補綴治療時の診療補助等」の分野を包含する。書名はこれらの分野を総括して『歯冠修復と欠損補綴の治療と診療補助』としている。

　学術用語については『日本歯科医学会学術用語集　第2版』『平成29年版　歯科衛生士国家試験出題基準』『歯科補綴学専門用語集　第5版』『The Glossary of Prosthodontic Terms 2017（GPT- 9）』を参考とした。今後、日本語の歯科学術用語について、多くの分科会を統括する日本歯科医学会が、分科会の用語を可及的に採用しつつ単語統一を推進する旨事業計画を示している。歯科3職種の国家試験出題基準に掲載される単語も、日本歯科医学会学術用語集収載用語を基本的に採用することになると思われ、本書はこの流れに則した体制で編集が行われた。

　この教本が、歯科補綴学関連分野の教科書として教育の場に活用され、補綴歯科診療の内容を十分理解し、的確な診療介助を実践できる歯科衛生士が世に輩出されることを期待している。

令和2年1月
編集委員一同

目次

for Dental Hygienist

歯科衛生士講座

歯冠修復と欠損補綴の治療と診療補助

第1章
補綴治療の目的

1. 歯科補綴とは
2. 歯科補綴治療の意義
3. 歯科補綴治療の目的
4. 歯科補綴治療の特徴
5. 歯科衛生士の役割

おぼえよう

❶ 歯科補綴治療とは、歯やその他の組織の欠損に対して人工物（補綴装置）を製作して埋め補う治療である。

❷ 補綴装置には取り外しのできない固定性の装置と、取り外しが可能な可撤性の装置がある。

❸ 歯科補綴治療の目的は欠損によって生じる障害からの回復を図ることである。

❹ 歯科補綴治療において歯科衛生士は、診療の補助を行うだけでなく、患者の口腔内環境を整えるために口腔衛生指導を行い、歯科医師、歯科技工士への必要事項を伝達する。

1 | 歯科補綴とは

歯科補綴の「補綴」とは、日常生活のなかでは遭遇することが少ない言葉である。歯科関係者は、この言葉を「ホテツ」と読むが、一般的には「ホテイ」と発音することが多い。「補綴」の「補」は「おぎなう」こと、「綴」はつづることを表し、破れや文章などを補い繕いつづることを意味している。

歯科治療における補綴は、口腔内に生じた歯をはじめとした諸組織の欠損をそれに代わる人工物を用いて埋め補うことを意味している。

学問としての歯科補綴学 prosthetic dentistry, prosthodontics はクラウンブリッジ補綴学（冠橋義歯補綴学、固定性義歯補綴学など）fixed prosthodontics

歯科補綴

and restorative dentistry と有床義歯補綴学（可撤性義歯補綴学など）
removable prosthodontics に大別される。前者は、単独の歯の歯冠部が崩壊し
た患者に対し、歯冠修復物、冠（クラウン）を装着する、あるいは少数歯が欠
損した部位の隣接歯を支えにして、橋を架けたような構造をもつブリッジ（固
定性補綴装置、架橋義歯）を装着する、という歯科医療の一分野を学ぶ学問で
ある。一方、後者は歯と周囲組織に欠損がある口腔に対し、取り外しが可能な
有床義歯（可撤性補綴装置、部分床義歯、全部床義歯）あるいは顎顔面補綴装
置を装着するという歯科医療の一分野を学ぶ学問である。

　補綴歯科治療の過程で製作される歯冠修復物と補綴装置の分類を**表1**に示す。
表1の単語は患者に対する説明の単語ではなく、学術用語で構成されている。
日本語の「義歯」に対する英単語は denture であるが、学術用語ではない「入
れ歯」に対する英単語として、米国では false teeth という単語がある。

歯冠修復物

クラウン（冠）
固定性補綴装置
ブリッジ

有床義歯
可撤性補綴装置

補綴装置

表1　歯冠修復物と補綴装置の分類

日本の標準的用語	米国用語集の単語と和訳の対比		
インレー、クラウン他	**歯冠修復物** restoration, crown restoration, crown		
歯冠継続歯	**歯冠継続歯** post and core crown		
	固定性補綴装置 fixed dental prosthesis		
連結冠	連結冠 connected crown		
ブリッジ	固定性全歯列義歯 fixed complete denture	セメント固定式 cement retained	
		スクリュー固定式 screw retained	
ブリッジ	固定性部分歯列義歯 fixed partial denture	セメント固定式 cement retained	
		スクリュー固定式 screw retained	
	可撤性補綴装置 removable dental prosthesis		
全部床義歯	可撤性全歯列義歯 removable complete denture	粘膜支持 tissue supported	
		歯根膜（インプラント）粘膜支持 tooth (implant) and tissue supported	
		インプラント支持 implant supported	
部分床義歯	可撤性部分歯列義歯 removable partial denture	歯根膜（インプラント）粘膜支持 tooth (implant) and tissue supported	
		インプラント支持 implant supported	
顎顔面補綴装置	**顎顔面補綴装置** maxillofacial prosthesis		
		耳介補綴装置 auricular prosthesis	
		頭蓋骨補綴装置 cranial prosthesis	
		下顎切除部補綴装置 mandibular resection prosthesis	
		外鼻補綴装置 nasal prosthesis	
		栓塞子 obturator	
		義眼 ocular prosthesis	
		眼窩補綴装置 orbital prosthesis	
		舌接触補助床 palatal augumentation prosthesis	
		発音補助装置 speech aid	
		軟口蓋挙上装置 palatal lift prosthesis	

米国の用語集：The Glossary of Prosthodontic Terms Ninth Edition（GPT-9）. J Prosthet Dent 117: e72, 2017.
米国用語集の和訳：佐藤正樹. 冠橋義歯補綴学テキスト, 第3版, 永末書店, 京都, 2019, 226. を引用改変.

2 歯科補綴治療の意義

　歯には食物を粉砕する働きばかりでなく、会話の際には、音を作り出す機能もある。また、顔貌の一部として社会生活のなかでも重要な役割を果たしている。

　しかし、人はさまざまな理由で歯を失ってしまうことがある。歯冠の一部を部分的に失う場合（歯質の欠損）もあれば、歯根を含めた歯全体を失う場合（歯の欠損）もある。歯根を失うと、その周囲で歯を支えてきた歯槽骨やその他の歯周組織も失われることになる。さらに、事故や重篤な疾患などでは顎骨やその他の組織が失われることもある。

　歯を失うことは、成長の過程を通して獲得、確立された咀嚼、発音などの機能を失うだけでなく、それに伴う顔貌の変化は、患者に心理的な影響を及ぼし、さらにその社会生活に制限を与えてしまう場合もある。

　歯科補綴治療の意義は、このような歯をはじめとした口腔内組織の欠損が、人の生活に与える障害を可能な限り小さくできるところにある。

　また、歯などに欠損が生じてそのまま放置されてしまう場合もある。しかし、欠損の放置は、咬合の不正や顎の偏移などの新たな障害を引き起こすことがある。欠損に対して歯科補綴治療を早期に行うことにより、欠損の放置によって生じる新たな障害の予防が可能となる。

3 歯科補綴治療の目的

　歯科補綴治療の目的は、先天的あるいは後天的な口腔の疾患や外傷によって生じた歯やその他の組織の欠損を、人工物（これを補綴装置という）を用いて補うことにより、欠損によって発生した機能障害や審美障害の回復を図り、さらにその欠損を放置することによって今後生じる可能性のある新たな障害を予防することで患者の生活の質の向上を図ることである。

補綴装置

4 歯科補綴治療の特徴

　歯科補綴治療では、治療に用いる補綴装置の製作を患者の口腔内で直接行うことは少ない。多くの場合、患者の口腔内の形態の印象採得を行い、印象から模型を製作し、その模型上で補綴装置を製作する間接法により製作する。

　製作は、歯科医師が行う場合もあるが、診療室外の歯科技工室で歯科技工士によって製作されることが多く、歯科医師と歯科技工士あるいは診療室と歯科技工室の間で取り交わされる情報のやり取りが重要になっている。

　また、診療の対象となる患者は、歯の欠損を有するということから、比較的に高い年齢層の患者が対象となる（**図1**）。

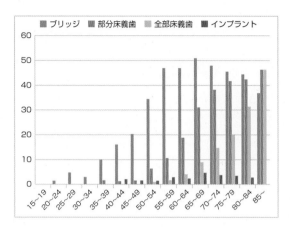

図1　補綴装置の装着の有無と各補綴装置の装着者の割合
（厚生労働省平成 28 年度歯科疾患実態調査より）

5　歯科衛生士の役割

　診療室での補綴治療の各過程は、決して歯科医師一人で行われるものではなく、歯科衛生士の介助や協力があって初めて遂行できるものである。

　補綴装置の製作時、患者の口腔内環境が不衛生であると、十分満足のいく補綴装置の製作は困難である。そこで、治療前に口腔内の衛生環境を整えるための口腔衛生指導が必要である。

　また、補綴装置を装着した患者の口腔内は複雑になり、食物残渣やプラークのなどの汚れが停滞しやすく、衛生環境が悪化しやすい。そのため、補綴装置を装着している患者への口腔衛生指導は大変重要である。さらに、可撤式の補綴装置を使用している患者には、取扱方法や清掃を含めた管理方法の指導が必要である。これらの役割は歯科衛生士によって担われることになる。

　加えて、患者にとって清掃が容易で管理がしやすい補綴装置の形態について、歯科医師や歯科技工士に伝達、提言できるのも歯科衛生士である。

　歯科衛生士が、その力を十分に発揮するためには、まず、歯科補綴治療全般にわたる十分な知識をもつことが必要となる。

（松村英雄、大谷賢二）

第 **1** 章　やってみよう

以下の問いに○×で答えてみよう（解答は巻末）

1．人は歯を失うと咀嚼機能が低下し、物が食べにくくなるが、歯の欠損が患者の心理や社会生活に影響を及ぼすことはない。

2．補綴治療を成功に導くには、歯科衛生士による口腔衛生指導が必要である。

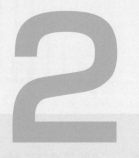

第2章
顎口腔系の機能と構造

1．顎口腔系の機能
2．歯列弓と対合関係
3．咬合と下顎運動

おぼえよう

❶ 咀嚼筋には咬筋、側頭筋、外側翼突筋、内側翼突筋がある。

❷ 一般的には発音というが、医学的には構音という。

❸ 咬合彎曲には、スピーの彎曲、ウィルソンの彎曲、モンソンカーブがある。

❹ 基準平面には咬合平面、カンペル平面、フランクフルト平面がある。

❺ 上下歯の被蓋では、垂直方向の重なりをオーバーバイト（垂直被蓋）、
　 水平方向の重なりをオーバージェット（水平被蓋）という。

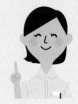

❻ 顎関節の重要な構成要素として、下顎頭、下顎窩、関節円板がある。

❼ 下顎位として、中心位、下顎安静位、顆頭安定位、咬頭嵌合位（中心咬
　 合位）、嚥下位、発音位などがある。

---

1 ｜ 顎口腔系の機能

　顎口腔系の主な機能として、表情を作ることや味覚、唾液の消化作用などに加えて咀嚼、嚥下、構音（発音）などの重要な機能がある。これらの機能には、顎口腔系の筋、神経の調和や顎関節の機能に加えて、歯や歯列が健常であることや、咬合、歯周組織などが健常に保たれていることが重要である。適切な補綴処置によって歯や歯列の改善を図り、顎口腔系の機能を回復することは非常に大切なことである。本章では、咀嚼、構音（発音）について解説する。

① 咀嚼

　咀嚼とは、単に歯を噛み合わせること（咬合）とは異なり、口の中に取り込んだ食物を咬断（噛み切ること）、粉砕（噛み砕くこと）、臼磨（すりつぶすこと）しながら唾液と混和し、食塊を形成し、嚥下が可能な状態にすることである。咀嚼には、歯、歯列、咬合、顎関節、咀嚼筋だけでなく、歯根膜の感覚や歯周組織、舌、頬、口唇など多くの組織、器官がかかわっている。

1）咀嚼運動と咀嚼サイクル

　咀嚼のために行う顎運動を咀嚼運動という。上下顎の歯が嵌合し、安定な状態（咬頭嵌合位）から開口運動を行い（開口相）、閉口運動（閉口相）では食物の咬断、粉砕、臼磨を行い上下顎の歯が接触する（咬合相）。一連の咀嚼運動の繰り返しを咀嚼サイクル（咀嚼周期）といい、繰り返される顎運動の経路を咀嚼運動路と呼ぶ。

　また、咀嚼運動時に下顎は外側方に移動し食物を咀嚼するが、この側を咀嚼側と呼び、この反対側を非咀嚼側と呼ぶ。

2）咀嚼にかかわる主な筋肉

　咀嚼運動は、多くの筋が調和して運動する複雑な運動であるが、咀嚼には主として次のような筋が関連している。

（1）咀嚼筋

　咬筋、側頭筋、外側翼突筋、内側翼突筋を4大咀嚼筋といい、主として下顎骨の挙上すなわち閉口運動には咬筋、側頭筋、内側翼突筋が関連している。外側翼突筋は、内側翼突筋、咬筋、その他開口筋群（舌骨上筋群の一部）と協調し、主として下顎の前方運動や側方運動と関連する。

（2）舌骨上筋群

　舌骨上筋群には顎舌骨筋、オトガイ舌骨筋、顎二腹筋、茎突舌骨筋があるが、開口運動の際には舌骨下筋群によって舌骨が固定され、主作用筋として顎舌骨筋、オトガイ舌骨筋、顎二腹筋が、補助作用筋として外側翼突筋が関連し、開口運動を行う。

（3）その他の筋群

　咀嚼運動には、このほか口輪筋、頬筋、舌筋など顎顔面周囲の多くの筋がかかわっている。

① 咬筋（図1）

・最も強大な閉口筋で、食物の咀嚼に重要な役割を果たす。
・起始は頬骨弓下縁で、下顎骨下縁、咬筋粗面に停止する。
・起始部から後下方に走行する浅部とその後方で下顎枝後縁にほぼ平行に走行する深部がある。

② 側頭筋（図１）

・側頭筋は側頭部を覆う扇型の閉口筋で、側頭骨、頰骨、前頭骨、頭頂骨から形成される側頭窩に位置する。

・起始は側頭骨の側頭面全域、側頭筋膜の内面で、停止は下顎骨筋突起

・前部、中部、後部に分かれる。

・前部、中部は下顎の挙上を行う。

・後部は下顎の後退運動をする。

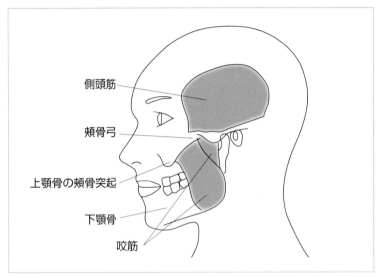

図１　咀嚼にかかわる主な筋①
咬筋と側頭筋

③ 内側翼突筋（図２）

・下顎骨の内側に位置する閉口筋で、起始は蝶形骨の翼状突起後面の翼突窩外側板、停止は下顎骨翼突筋粗面である。

・下顎の挙上や前方運動と関連する。

④ 外側翼突筋（図２）

・上頭と下頭の２つの筋頭をもつ。

・これまでの３筋とは違い、水平に走行する。

・上頭：起始は蝶形骨大翼。側頭下陵から側頭下面にかけて。
　　　　停止は関節包、関節円板、関節突起頸部

・下頭：起始は翼状突起外側板の外側面
　　　　停止は下顎頭頸部

⑤ 顎舌骨筋（図３）

・口腔底を形成する舌骨上筋群の一つである。

・（嚥下時などに）舌骨をやや前方に挙上する。

・舌骨下筋群によって舌骨が固定されているときには下顎骨を後方に引く作用をもつ。

・起始は下顎骨体内面にある顎舌骨筋線であり、後下方に走行し、舌骨体と舌骨から正中方向に垂直に伸びる顎舌骨筋縫線に停止する。

⑥ 顎二腹筋（図3）

・舌骨上筋群の一つであり、前腹と後腹に分かれている。

・前腹はオトガイ舌骨筋とともに舌骨を前上方に挙上する。

・後腹は茎突舌骨筋とともに後上方へ挙上する。

・舌骨下筋群によって舌骨が固定されているときには、下顎骨を後下方に引く。

・前腹の起始は下顎骨内面の二腹筋窩、後腹の起始は乳様突起内側の側頭骨乳突切痕であり、中間腱を介して舌骨外側面上部に停止する。

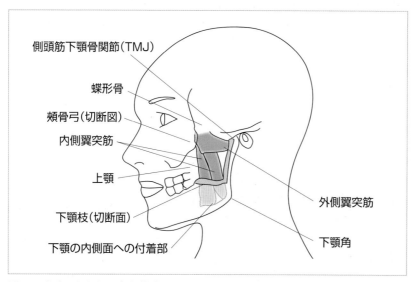

図2　咀嚼にかかわる主な筋②
外側翼突筋と内側翼突筋

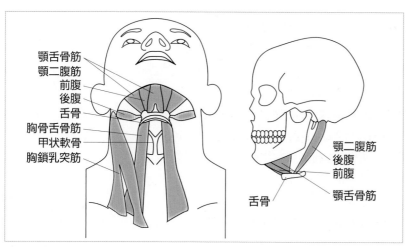

図3　開口運動に関する筋①

⑦ オトガイ舌骨筋（図4）

・舌骨上筋群の一つである。

・舌骨を前方に挙上する。

・舌骨下筋群によって舌骨が固定されているときには、下顎骨を後下方に引く作用をもつ。

・起始は下顎骨のオトガイ棘であり、停止は舌骨の体部上縁

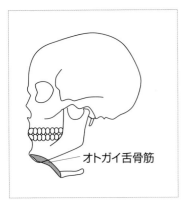

オトガイ舌骨筋

図4　開口運動に関する筋②

3）咬合力と咀嚼力

　咬合力とは、咀嚼筋などの働きによって上下顎の歯あるいは人工歯の咬合面間に発現する力と定義されている。咀嚼力は、咀嚼時に咀嚼筋などの働きによって上下顎の歯あるいは人工歯の咬合面間に発現する力である。

　一般に最大咬合力は、上下顎同名歯間に咬合力計、センサーシートなどを介在させて計測するが、咀嚼時の咬合力（咀嚼力）は食品の形状や性状によって左右されると言われており、最大咬合力の1/2～1/6とされている。

4）咀嚼能力と咀嚼能率

　咀嚼能力は、顎口腔系が食物を切断、破砕、粉砕し、唾液との混和を行いながら食塊を形成して、嚥下動作を開始するまでの一連の能力のことをいい、捕食から嚥下閾に至るまでの全体の能力である。咀嚼能率とは、物理的な粉砕混和能力を指す。

　咀嚼能力の検査法には、直接的検査法と間接的検査法がある。直接的検査法で、以下の方法がよく用いられる。

　①咀嚼試料の粉砕粒子の分布状態から判定する方法

　②咀嚼試料の内容物の溶出量から判定する方法

　③咀嚼試料の穿孔状態から判定する方法

　④食品の混合状態から判定する方法

　⑤咀嚼能率判定表から判定する方法

　間接的検査法は、咀嚼に関与しているほかの要素、すなわち、顎運動、筋活動、咬合接触状態、そして咬合力などを測定し、咀嚼能力を評価、判定する方法である。以下の測定方法がよく用いられている。

① 咀嚼時の下顎運動より判定する方法

② 咀嚼時の筋活動より判定する方法

③ 咬合接触状態より判定する方法

④ 咬合力より判定する方法

　このようにいくつかの方法があるが、咀嚼能力の直接的検査法との関連性を明確にする必要があり、咀嚼能力を正確に表している要素はいまだ見つかっておらず、種々の要素より咀嚼能力を総合的に評価しているのが現状である。

② 発音と構音

　一般的に発音と呼ばれ、行政などでも発音という用語が使用されるが、医学的には構音が用いられる。言語音を作る過程には「発声」「共鳴」「構音」があり、構音は言語音を生成する一つの過程である。「発声」は肺からの呼気を利用して、声帯を振動させることで音声（咽頭原音）を出すことをいい、「共鳴」とは喉頭から口腔、鼻腔までの共鳴腔の形を変化させて音声に特徴を与えることである。「構音」とは喉頭から鼻孔までの呼気の通路の形を変えたり、途中に狭まりや閉鎖を作ったりすることにより、出された音声にさまざまな変化を与えて、それぞれの言語音にすることである。構音器官として、可動性の舌、口唇、軟口蓋、下顎などの構音体に加えて、非可動性の歯、歯肉、硬口蓋などの構音点が関連する（**図5**）。

　構音器官とは、声帯音源に言語音としての響きを与え、呼気流を使って子音の音源を作る器官の集合で、これらの器官が相互に影響しながら、声道の形を変えることによって、母音を区別し、また種々の子音を生じさせる。

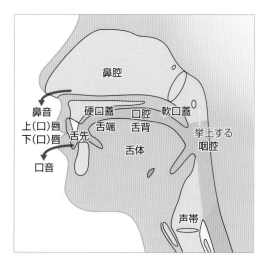

図5　構音に関する器官

1）母音

母音「あ」「い」「う」「え」「お」は、実際に確認してみるとよくわかるが、その構音には舌、口唇、下顎に位置と状態などが関与する。

2）子音

子音は構音方法から「破裂音」「破擦音」「摩擦音」「鼻音」「弾音」「接近音」に分けられ、さらに構音部位から「両唇音」「歯音、歯茎音」「硬口蓋音」「軟口蓋音」「声門音（咽頭音）」に分けられる（**表1**）。

ちなみに、「パタカラ」は、パ：唇音、タ：歯音、カ：口蓋音、ラ：弾音であり、パは唇の、タは舌の、カは軟口蓋の、ラは舌の緻巧性を高めると言われている。

3）明瞭な発音（構音）

明瞭な発音（構音）をするためには、鼻咽腔を閉鎖することが非常に重要であり、これを鼻咽腔閉鎖機能という。この鼻咽腔閉鎖には軟口蓋が重要な役割を果たしている。軟口蓋が口蓋帆挙筋によって持ち上げられることで鼻咽腔が閉鎖され、空気が鼻腔に抜けていかないことで明瞭な発音が可能となる。

明瞭な発音の維持には補綴治療は不可欠であるが、逆に有床義歯などの可撤性の補綴装置を装着した患者では、舌、口唇の運動が妨げられたり、口蓋部のスペースの減少によって、あるいは被蓋関係の変化などによって構音障害をきたす場合がある。

表1　構音方法と構音位置（調音点）

構音方法 ＼ 構音位置		両唇音	歯音、歯茎音	硬口蓋音	軟口蓋音	声門音
破裂音	無声	p	t		k	
	有声	b	d		g	
破擦音	無声		ts　tɕ			
	有声		dz　dʑ			
摩擦音	無声	ø	s　ɕ			h
	有声		z　ʑ			
鼻音	有声	m	n	（ɲ）	（ŋ）	
弾音	有声		r			
接近音	有声	ω		j	（ω）	

（二川浩樹）

2　歯列弓と対合関係

1　歯列弓の形態

　上下顎の歯は顎骨の歯槽骨上に一定の順番と方向で並んで植立していて、咬合面から見ると全体では前方に凸型をした弓の形に整列している。この歯の並びを歯列といい、歯列によって作られるアーチ状の形態を歯列弓という。歯列は成長過程に伴って生え替わる歯の種類によって、乳歯列、混合歯列、永久歯列に分けることができる。一般に、永久歯列では上顎の歯列弓は半楕円形状であり、下顎の歯列弓は上顎に比較してやや幅の狭い放物線状の形をしている。これに対して乳歯列は上下顎とも永久歯列に比べて前後の径が短い半円形をしている（**図6**）。

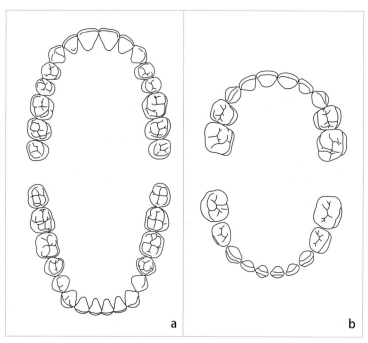

図6　（a）永久歯列、（b）乳歯列

2　咬合彎曲

1）咬合彎曲とは

　永久歯列を構成するそれぞれの歯の咬合面をつなげた面を作ると、前後的および左右的なカーブを描いた曲面が形成される。この曲面を咬合彎曲という。咬合彎曲には、そのカーブを見る方向によってスピーの彎曲（前後的咬合彎曲）

スピーの彎曲（前後的咬合彎曲）

とウィルソン（Wilson）の彎曲（側方咬合彎曲）に分けられるほか、曲面を立体的に表したモンソンカーブが知られている。

ウィルソンの彎曲
（側方咬合彎曲）

モンソンカーブ

2）スピーの彎曲

　ドイツの解剖学者スピー（Spee、1890）は下顎の犬歯の尖頭と、小臼歯から大臼歯の頬側咬頭頂をつなげた曲線を側方から見ると円弧が形成されることを発見した。スピーはこの円弧を延長した曲線が下顎頭の前縁と接していて、下顎の前後的な運動がこの曲面に沿った振り子状の動きとして行われていると主張した。その後の研究によって、このような下顎の運動は否定されたが、このスピーの報告にちなんで、下顎歯列の前後的な彎曲をスピーの彎曲という（**図7**）。

3）ウィルソンの彎曲

　歯列を前方から見ると上顎臼歯は頬側に、下顎臼歯は舌側に傾斜している。この傾斜に伴って臼歯の舌側咬頭は頬側咬頭に比べて低い位置をとるため、左右の同名臼歯の咬頭頂をつなげた曲線を作図して、前方から見ると下方に凸のカーブが形成される。この曲線をウィルソンの彎曲または側方咬合彎曲という（**図8**）。

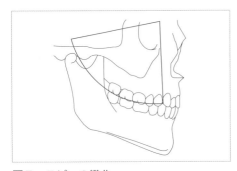

図7　スピーの彎曲

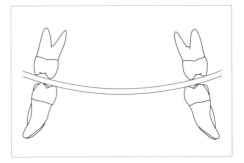

図8　ウィルソンの彎曲

4）モンソンカーブ

　下顎の歯の切縁や咬頭頂を結ぶことでできる下方に凸の半径約10 cmの球面をモンソンカーブという（**図9**）。モンソン（Monson）はスピーの報告を、三次元的な下顎運動に展開して、下顎の滑走運動がこの球面上の経路に沿った移動によって行われていると報告した（モンソン球面説、1920）。モンソンカーブはスピーの彎曲とウィルソンの彎曲を合わせた三次元的な咬合彎曲を意味している。現在ではモンソンが主張したような咬合彎曲に沿った下顎運動は否定されており、咬合彎曲のもつ機能的意義についての定まった意見は認められない。ただし咬合彎曲が強すぎると咬頭干渉や早期接触の原因になることが知られており、それぞれの彎曲とその程度は、天然歯列を観察して評価する際や、補綴治療によって咬合を回復する際の指標として用いられている。また、臼歯の機能咬頭が咬耗によって短くなると、舌側咬頭が頬側咬頭に比べて高い位置

をとることがある。この場合、モンソンカーブは通常とは逆に上方に凸の形を
描くため、このような彎曲をアンチモンソンカーブという。

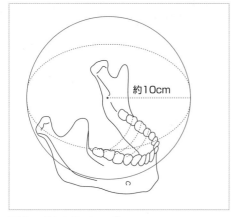

約10cm

図9　モンソンカーブ

Column

調節彎曲

　下顎が前方や側方へ滑走運動を行った際に、全
部床義歯が転覆するのを防ぐ目的で、義歯の人工
歯の咬合面に与える曲面を**調節彎曲**という。この彎曲によって下顎
の運動方向とその反対方向の人工歯が同時に接触することで、義歯
の安定が得られるため、このような接触様式を**平衡咬合**という。天
然歯列は義歯とは違って、咬み合わせによって転覆することはあり
えないが、咬合彎曲と似たようなカーブをもつ調節彎曲を人工歯に
与えることによって、義歯の安定が得られることは興味深い。咬合
彎曲のもつ機能的な意義については、ここで紹介した以外にもホー
ルの円錐説などさまざまな意見が報告されているが、いまだ明らか
になっていない。

③ 咬合平面とカンペル平面

　上述したように歯列弓の咬合面を結んだ面は曲面であるが、頭蓋の他の基準
面との比較が容易になるよう、便宜上これを単純な平面として取り扱うことが
一般的に行われている。この目的で用いられる咬頭嵌合位での切歯点と左右側
第二大臼歯の遠心頰側咬頭頂の3点を結ぶ平面が咬合平面である（**図10**）。
　咬合平面は歯列上の基準点を含んだ平面であるため、対象となる歯が欠損す
ると喪失する。補綴治療によって咬合の再建を行う場合は、咬合床などを用い
て仮想咬合平面を設定して補綴装置の製作を行うが、この際に歯の欠損によっ
て影響を受けない頭蓋の基準面を参照して仮想咬合平面の傾きを調整する。カ

アンチモンソンカー
ブ

調節彎曲

平衡咬合

咬合平面

切歯点
左右側下顎中切歯の
近心切縁隅角の中
点。

カンペル平面

ンペル平面は鼻翼下縁と左右の耳珠上縁を結ぶ平面であり、18 世紀のオランダの解剖学者カンペル（Camper）の提案した基準面である（**図 10**）。カンペル平面は咬合平面とほぼ平行であるため、全部床義歯を製作する際の仮想咬合平面の基準面として古くから用いられている。また、カンペル平面を側方から見てできる直線は鼻聴道線とも呼ばれている。

　上顎左右側のハミュラーノッチと切歯乳頭を結ぶ平面である HIP プレーン（hamular-notch incisive papilla plane）も、咬合平面とほぼ平行であり、歯の欠損によって影響を受けることが少ないため、カンペル平面と同じ目的で用いられている。

鼻聴道線

HIP プレーン（hamular-notch incisive papilla plane）

④ フランクフルト平面

　フランクフルト平面は、1882 年にドイツで開催された解剖学会にて定義づけられた、左右いずれかの眼点と左右の耳点を結ぶ平面である。眼耳平面とも呼ばれるこの平面は経年的な変化が少なく、直立した姿勢で水平面と平行になることから、頭蓋の水平基準面として用いられている（**図 10**）。

　また、水平基準面と直交し、頭部の正中を通り左右に分ける平面を、正中矢状面といい、水平面と矢状面と両者に直交し頭部を前後に分ける平面を前頭面という（**図 11**）。一般に顎関節の動きを再現する目的で関節部の調節機構を備えた調節性咬合器は、フランクフルト平面を水平基準面として用いている。これに対し、関節部の調節機構をもたず、運動要素を平均値に固定した平均値咬合器は、咬合平面を水平基準面として用いることが多い。

フランクフルト平面

眼点
眼窩骨縁の最下点。眼点に相当する皮膚上の点を眼窩下点という。

耳点
耳珠上縁の中央点。

眼耳平面

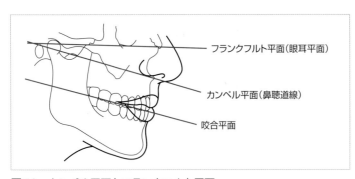

図 10　カンペル平面とフランクフルト平面

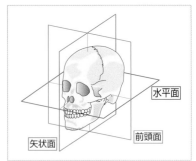

図 11　頭蓋の基準平面

⑤　対合関係

1）正常な対合関係

正常な天然歯列では、上下顎のそれぞれが最も深く咬み合い、最大の面積で接触して安定する位置が認められる。このような下顎の位置を咬頭嵌合位といい、咬合状態にある上下顎の歯の位置関係を対合関係という。咬頭嵌合位での正常な対合関係では下顎の歯列の唇側面および頬側面を、上顎の歯列の切縁および頬側咬頭頂がわずかに覆った状態にあり、これを被蓋という。この被蓋による垂直方向の重なりをオーバーバイト（垂直被蓋）、水平方向の段差をオーバージェット（水平被蓋）という。（**図 12**）

正常な対合関係では、上下顎の歯は下顎の中切歯と上顎の最後臼歯を除いて対合する 2 つの歯と接触する状態にあり、この場合の臼歯部の対合関係を 1 歯対 2 歯咬合という。

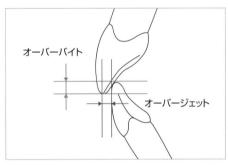

図 12　オーバーバイトとオーバージェット

> **MEMO**
>
> ### 1 歯対 1 歯咬合
> 1 歯対 2 歯咬合では臼歯の機能咬頭が対合歯の上部鼓形空隙に咬み込む位置を取ることがあり、これが隣在歯間を離開させて食片を圧入する原因となるという説がある。この状態では臼歯の咬頭が辺縁隆線と対合するため、これを咬頭対辺縁隆線の関係という。また、補綴治療を行う際に、これを防ぐ目的で上下顎の臼歯のそれぞれが、互いに一対一で接触するような対合関係を与えることが望ましいという考え方がある。このような説に基づいて与えられた対合関係を 1 歯対 1 歯咬合という。この場合、臼歯の咬頭が対合する歯の小窩に咬み込む位置を取るため、この対合関係を咬頭対窩の関係という。

2）異常な対合関係

咬合嵌合位にある上下顎の前歯の垂直的な位置関係を調べた際に、上顎前歯が下顎前歯の唇側面の 1 / 3 以上を覆った状態である場合、これを過蓋咬合という。また、上下顎前歯に被蓋がなく、切縁同士で対合する関係にある場合を切端咬合、数歯に渡って離開した状態にある場合を開咬という。そして、上下

（右段の側注）

咬頭嵌合位

オーバーバイト（垂直被蓋）
vertical overlap

オーバージェット（水平被蓋）
horizontal overlap

1 歯対 2 歯咬合

1 歯対 1 歯咬合

過蓋咬合

切端咬合

開咬

顎前歯の前後的な位置関係を調べた際に、連続する 3 歯以上の被蓋関係が通常とは逆で、上顎前歯が下顎前歯の舌側に位置した状態にある場合、反対咬合という。ただしこれらの異常な対合関係が、2 歯以下に限局して認められる場合は、歯の転位として取り扱われる。　反対咬合

　咬頭嵌合位にある上下顎歯列弓の水平的な位置関係を調べた際に、歯列が交叉して下顎の歯の唇側面または頬側面が上顎より外側に位置し、一部が逆の被蓋となる場合を交叉咬合という。交叉咬合は前歯と臼歯の双方にみられることがあり、それぞれ前歯部交叉咬合、臼歯部交叉咬合という。これとは反対に、水平方向の被蓋が大きくて、上顎臼歯の舌側咬頭の外斜面が下顎臼歯の頬側咬頭の外斜面に接触し、臼歯同士が対合せず、すれ違った状態にある場合、これを鋏状咬合という。鋏状咬合は臼歯部では異常な対合関係に分類されるが、下顎の歯の切縁が上顎の歯の舌側に接触する前歯部の正常な対合関係についても用いられている（**図 13**）。　交叉咬合　鋏状咬合

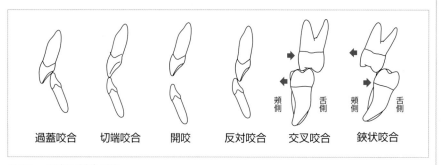

図 13　異常な対合関係

（西川啓介）

文献
1) 長谷川成男, 坂東永一 監修：臨床咬合学事典, 医歯薬出版, 東京, 1997.
2) 日本補綴歯科学会 編：歯科補綴学専門用語集, 第 5 版, 医歯薬出版, 東京, 2019.

3　咬合と下顎運動

① 咬合の構成要素

　咬合とは、上顎と下顎の歯または義歯の嚙み合わせのことで、上下顎の歯の接触関係を表している。咬合は、**図 14** のように筋や顎関節、歯、そして、中枢神経系が協調することによって適切な咬合接触関係が確立されることで、下顎の基本運動や顎口腔系における機能（摂食、咀嚼、嚥下、構音）を円滑に行うことが可能となる。

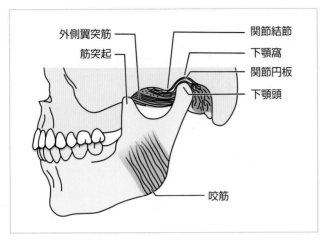

図 14　咬合の構成要素

1）筋（咀嚼筋）

　下顎骨を動かす筋は、閉口（閉口筋）に働く咬筋、側頭筋、内側翼突筋、外側翼突筋（上頭）、開口（開口筋）に働く顎二腹筋、顎舌骨筋、オトガイ舌骨筋、外側翼突筋（下頭）が協調することで円滑な咀嚼運動を行うことができる。

2）顎関節

　下顎骨にある下顎頭と側頭骨にある下顎窩と、その前方に存在する関節結節で構成されている。この下顎頭と下顎窩の間には、関節円板がある。

（1）下顎頭

　下顎枝の後方の長楕円形の突起であり、下顎頭の形態は口腔機能によって影響を受ける。

（2）下顎窩

　側頭骨の卵円形の凹みで、関節隆起にかけて S 字状に彎曲した形態を有する。

（3）関節円板

　下顎頭と下顎窩との間に介在し、下顎運動をスムーズに行うためクッション的な役割をする。

3）下顎位と咬合位

（1）下顎位

　下顎は左右側にある筋（咀嚼筋）や顎関節によって構成され、上顎を基準とした下顎の三次元的位置関係を下顎位という。

① 中心位

　下顎頭が下顎窩内で、関節円板の最も薄く血管のない部分に対合し、関節結節の斜面と向き合う前上方の位置であり、歯の接触位置とは無関係な顎位である。

> **咀嚼筋**
>
> 下顎骨の運動のうち主として咀嚼運動に関わる筋肉の総称。

② 下顎安静位

　上体を起こして安静にしているときの顎位であり、上下顎の歯列間距離は前歯部で 2 ～ 3 mm の安静空隙（フリーウェイスペース）が存在する。

③ 最大開口位

　開口時において上下顎の離開度が最大となる顎位である。

④ 顆頭安定位

　下顎頭が下顎窩の中で緊張なく安定する下顎頭の位置をいう。

（2）咬合位

　上下顎の歯が接触した状態における上顎に対する下顎の位置関係を咬合位といい、この位置関係は筋や顎関節に影響を及ぼす。

① 咬頭嵌合位（中心咬合位）

　上下顎の咬合面が最大面積で接触したときの咬合位であり、このとき、上下顎の歯列が最も多くの部位で接触し、安定した状態にあるときの顎位をいう。一般に正常有歯顎者の咬頭嵌合位で下顎頭は顆頭安定位にあると言われる。

② 偏心咬合位

　咬頭嵌合位から上下顎の歯を接触させた状態で、前方や後方、あるいは側方に滑走させた咬合位。

　a）前方、後方咬合位

　　下顎を前方あるいは後方に滑走させたときの咬合位。

　b）側方咬合位

　　下顎を右側方あるいは左側方へ滑走させたときの咬合位。

③ 嚥下位

　嚥下時に下顎がとる咬合位をいう。正常有歯顎者では、嚥下時に咬頭嵌合位付近で咬合接触する。

④ 筋肉位

　咀嚼筋群が協調活動した状態で、下顎安静位から閉口することによって得られる咬合位。

❷ 下顎の基本運動

　下顎の運動は、三次元的空間の一定範囲内では自由な動きをすることが可能であるが、上方は歯、下方は筋や靱帯、前後、左右方向は歯や顎関節によって規制を受けており、この範囲内で開閉口運動、前、後方運動、側方運動の基本運動が行われる。下顎運動時の下顎頭が示す運動路を顆路、切歯部の前方に設定した標点が示す運動経路を切歯路といい、顆路と切歯路が協調することで円滑な下顎運動が行われる。

　一方、最大可動域を示す運動は下顎限界運動といい、**図 15** に示すように切

歯部における三次元的な下顎限界運動範囲内における下顎位と咬合位の関連
性や運動経路を視覚的に捉えたポッセルトの図形（Swedish Banana, Posselt's
figure）が有名である。また、以下の基本運動は下顎の運動機能を評価するた
めの被検運動として用いられる。

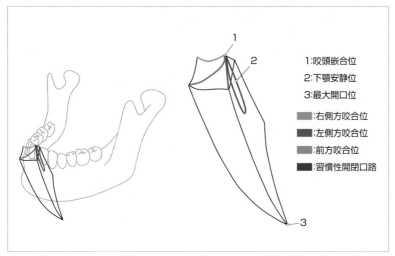

凡例
1:咬頭嵌合位
2:下顎安静位
3:最大開口位

■:右側方咬合位
■:左側方咬合位
■:前方咬合位
■:習慣性開閉口路

図15　切歯部における三次元的な下顎限界運動範囲

1）開閉口運動

　下顎が開口と閉口する一対の運動をいい、食物を口腔内に含まない空口時に
無理なく自然に開閉口する運動を習慣性開閉口運動といい、なかでも開閉口量
の少ない反復的な運動をタッピング運動という。これは、早期接触をはじめと
する咬合関係や顎機能障害の検査、診断に利用される。

2）前、後方運動

　下顎の前方、後方への運動である。咬頭嵌合位または下顎後退接触位から前
方へ向かって接触滑走する運動を滑走運動という。このとき、下顎頭は関節結
節の後斜面に沿って前下方に移動し、矢状面に投影した下顎頭の移動を矢状顆
路といい、水平基準面となす傾斜角度を矢状顆路傾斜角という（**図16**）。
　また、咬頭嵌合位から最後方咬合位までの運動は後方運動という。

3）側方運動

　下顎の左右側方方向への運動であり、咬頭嵌合位あるいは歯の下顎後退接触位
から側方へ接触滑走させた咬合位を側方咬合位という。このとき移動側（動い
た側）を作業側といい、これに対して、移動側の反対側を非作業側（平衡側）
という。**表2**に示すように下顎頭の運動は、作業側と非作業側（平衡側）で運
動方向と移動量が異なる。

早期接触
閉口時に安定した上
下顎の歯の咬合接触
状態が得られる前に
一部の歯だけが咬合
接触する状態。

滑走運動
咬合接触を保持した
状態で行う前方、後
方ならびに側方への
顎運動。

平衡側
咀嚼運動時または側
方滑走運動時におけ
る下顎が移動してい
く方向と反対の側を
いい、非作業側と同
義語。

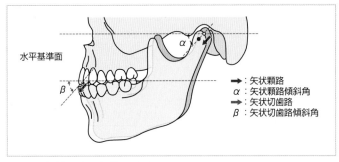

図16　矢状顆路と矢状切歯路

（1）作業側

　下顎頭は回転運動しながら外側方へわずかな運動を行う。このときの作業側下顎頭の側方移動をベネット運動という。

（2）非作業側（平衡側）

　下顎頭は作業側の下顎頭を中心として前下内方へ大きく運動する。なかでも、水平面で非作業側（平衡側）の下顎頭の運動経路が正中矢状面となす角度はベネット角（側方顆路角）と呼ばれる（**図17**）。

表2　偏心運動時における下顎頭の動きと咬合接触

	側方運動		前方運動
	作業側	非作業側（平衡側）	
下顎頭の動き　　　　　　　　偏心咬合位における咬合接触様式	回転もしくはわずかに外方	前下内側（平衡側）	前下方
犬歯誘導咬合	犬歯	接触しない	犬歯
グループファンクションドオクルージョン	犬歯、小臼歯、大臼歯	接触しない	前歯
フルバランスドオクルージョン	すべての人工歯（前歯、犬歯、小臼歯、大臼歯）	すべての人工歯	すべての人工歯

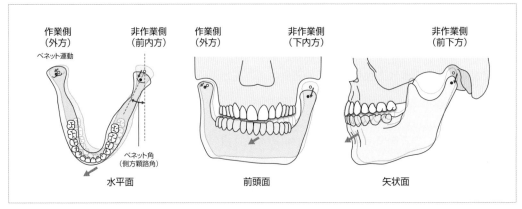

図17　側方運動における下顎頭の動き（右側方運動時）

③ 偏心咬合位における咬合接触様式

　下顎の基本運動に伴って生じる咬合位で咬頭嵌合位から上下顎の歯や人工歯を接触させた状態で前方、側方あるいは、後方に滑走させたときの咬合位は偏心咬合位と呼ばれ、主として側方滑走運動時における作業側と非作業側（平衡側）や前方滑走での咬合接触状態によって3つに分類することができる（**図18**）。

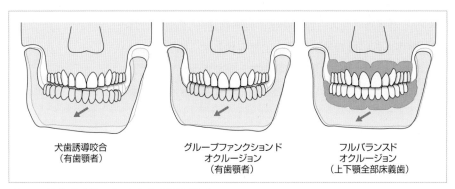

犬歯誘導咬合
（有歯顎者）

グループファンクションド
オクルージョン
（有歯顎者）

フルバランスド
オクルージョン
（上下顎全部床義歯）

図18　偏心咬合位における咬合接触様式

1）犬歯誘導咬合

　側方滑走運動時に作業側の犬歯の咬合接触によって下顎を誘導し、臼歯部は離開する咬合様式である。

2）グループファンクションドオクルージョン

　側方滑走運動時は、作業側の複数の歯（犬歯、小臼歯、大臼歯）が接触し、非作業側（平衡側）では咬合接触がなく、前方滑走運動時には前歯が接触して臼歯を離開させる咬合様式である。有歯顎者に望ましい咬合様式とされる（**図19**）。

グループファンク
ションドオクルー
ジョン
（グループファンク
ション）

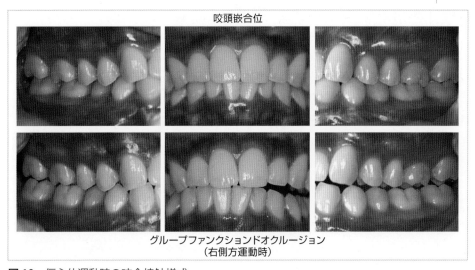

咬頭嵌合位

グループファンクションドオクルージョン
（右側方運動時）

図19　偏心位運動時の咬合接触様式

3）フルバランスドオクルージョン

側方滑走運動時および前方滑走運動時に作業側の歯だけでなく、前歯も含めた非作業側（平衡側）の歯も円滑に接触滑走している咬合様式である。義歯の動揺や脱離を防止する目的で付与するため全部床義歯に望ましい咬合様式とされる。

④ 顎関節症

顎関節や下顎運動を行う咀嚼筋の痛み（顎関節痛、咀嚼筋痛）、顎関節の雑音（顎関節雑音）、開口障害あるいは顎運動異常を主要症候とする障害をとりまとめた病名を顎関節症[2]といい、「硬い食物を噛むことができない」、「大きな食物を頬張りにくい」、「顎の音が煩わしい」など自覚症状が発現することがある。

1）顎関節症の病因

顎関節症の発症メカニズムは不明なことが多く、日常生活を含めた環境因子、行動因子、宿主因子、時間的因子などの多因子が積み重なることによって、個体の耐性を超えた場合に発症するとされている。

2）顎関節症の検査

患者への問診、咀嚼筋などの痛みや下顎運動の検査および顎関節部のエックス線検査やMRI検査を行い診断する。

3）顎関節症の病態分類（日本顎関節学会による顎関節症の病態分類、2013）

Ⅰ型：咀嚼筋痛障害（咀嚼筋の痛み：筋痛、運動痛、運動障害）

Ⅱ型：顎関節痛障害（顎関節痛：外傷による炎症や損傷）

Ⅲ型：顎関節円板障害（顎関節内部に限局した関節円板の位置、形態異常によって生じる関節構成体の機能的ないし器質的障害であり、関節円板の転位状態によって分類）

　a. 復位性：開口時に関節円板が復位する（例：相反性クリック）。

　b. 非復位性：下顎運動を行っても関節円板が復位しない（例：開口障害）。

Ⅳ型：変形性顎関節症（下顎頭、下顎窩や関節円板などの骨吸収、軟骨破壊を呈する）。

4）顎関節症の治療

顎関節症に対する治療、管理目標は痛みの減少、顎機能などの回復や日常活

動の回復であり、そのために理学療法、スプリント療法や薬物療法が行われる。

（岡本和彦）

文献
1）日本補綴歯科学会 編：歯科補綴学専門用語集 第5版, 医歯薬出版, 東京, 2019.
2）日本顎関節学会 編：顎関節症治療の指針 2018.

Column

カントゥア

　歯冠や補綴装置の軸面の豊隆の形態を英語で contour という。Contour の読み方は kántʊɚ（米国英語）、kˈɒntʊə（英国英語）で、片仮名ではカントゥアになる。カントゥアがカウンターと書かれているのを目にすることがあるが、日本語でカウンターは counter「カウンター、受付台」を連想させてしまう。オーバーカントゥア（過豊隆）と言うつもりのところをオーバーカウンターにしてしまうと、over the counter（店頭での、薬を買う際に処方箋なしでの、の意味）と捉えられかねないのでご注意を。

1）一般社団法人　全国歯科衛生士教育協議会　監修：歯科衛生学辞典　第1版, 永末書店, 京都, 2019.

（古地美佳）

第2章　やってみよう

以下の問いに○×で答えてみよう（解答は巻末）

1．下顎臼歯の咬頭頂をつなげた線を、側方から見てできる曲線を側方咬合彎曲という。

2．頭位を直立してまっすぐ前を向いたときに、咬合平面は水平面と平行な状態になる。

3．過蓋咬合、切端咬合、反対咬合は、いずれも上下顎の前歯の垂直的な対合関係の異常によって生じる。

4．下顎安静位は下顎限界運動である。

5．咬合位が中心咬合位にあるとき下顎頭は顆頭安定位にある。

6．側方咬合位は偏心咬合位である。

7．側方運動時において下顎頭の移動量は作業側で非作業側より大きい。

第3章
補綴装置の分類

1．クラウンブリッジ
2．有床義歯（可撤性補綴装置）
3．インプラント補綴装置（義歯）

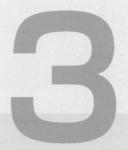

おぼえよう

❶ 部分被覆冠は歯冠を部分的に歯科用材料で被覆する歯冠修復物である。

❷ 全部被覆冠は歯冠の全部を歯科用材料で被覆する歯冠修復物である。

❸ ブリッジは少数歯の欠損に対して、残存歯を支えとして回復する固定性の補綴装置である。

❹ 有床義歯とは義歯床を有する可撤性義歯で全部床義歯と部分床義歯がある。

❺ 全部床義歯は無歯顎に用いられる義歯で、義歯床と人工歯で構成される。

❻ 部分床義歯は部分歯列欠損に用いられる義歯で、クラスプやレストなどの支台装置（維持装置）が用いられる。

❼ 義歯床の部分に主に金属を用いた義歯を金属床義歯という。

❽ インプラント補綴は、歯の欠損に対してインプラントを応用した補綴装置のことを言う。

❾ インプラント補綴装置は、固定式、患者可撤式、術者可撤式に分類される。

❿ インプラント補綴装置は、従来の補綴装置と比べて利点、欠点がある。

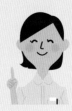

1　クラウンブリッジ

　クラウンはう蝕や外傷などによる歯の実質欠損に対して、歯科用材料で形態や機能や審美性を回復する固定性の歯冠修復物である。部分被覆冠と全部被覆冠がある。ブリッジは1歯～複数歯の欠損に対して、人工歯（ポンティック）を用い、隣接する支台歯を維持とする歯根膜負担の補綴装置である。

1　部分被覆冠[1]

　歯の実質欠損が比較的小範囲の場合に、可能なかぎり健全な歯質を残して回復する歯冠修復物である。材料として、歯科用金属は強度に優れるが、審美的でないため、エナメル質を含む唇側面などを残すことが多い。

1）3/4冠、4/5冠、プロキシマルハーフクラウン、アンレー

　歯の実質欠損の大きさに応じて、歯冠を構成する面を覆う面数によりそれぞれの名称が異なる。ブリッジの支台装置として応用することが多く、歯科用金属が用いられる（**図1**）。

3/4冠

4/5冠

プロキシマルハーフクラウン

アンレー

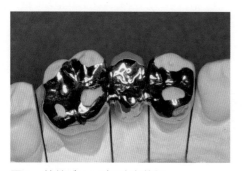

図1　接着ブリッジの支台装置

接着ブリッジ
支台歯の歯質削除を少なくし製作した金属性フレームを接着材料で装着するブリッジをいう。

2）ピンレッジ

　歯科用金属による部分被覆冠で、歯質に形成したホールと冠内面のピンを維持装置とする。

3）ラミネートベニア

　前歯の重度変色などに、唇側面歯質を一層削除し、セラミックスなどの審美材料で製作した修復物を接着し、審美障害を改善する（**図2**）。

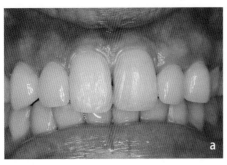 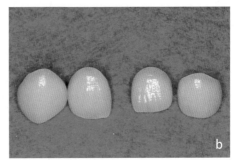

図２　(a) 上顎両側側切歯と犬歯のラミネートベニア、(b) 接着前のラミネートベニア

② 全部被覆冠[1)]

歯の実質欠損が大きい場合は、人工材料により支台築造を行い、適正な支台歯形態にしたうえで、全部被覆冠により歯冠形態を回復する。歯科用金属のほかにセラミックス、コンポジットレジンなどの審美材料を使用する。

１）全部金属冠（全部鋳造冠）

歯科用金属を用いて製作した全部被覆冠で、強度が優れている（図３）。

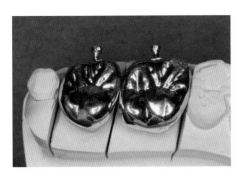

図３　全部金属冠
頬側のノブに口腔内落下防止対策のためフロスを結びつける。

２）陶材焼付冠とレジン前装冠

強度を確保するため金属のフレームで支台歯を覆い、唇頬側面は審美性をもたせるため陶材やコンポジットレジンで前装した全部被覆冠である（図４）。

３）オールセラミッククラウンとレジンジャケットクラウン

セラミックスやレジンなどの審美材料で製作した全部被覆冠である。強度、審美性のあるジルコニアを応用したものや、ハイブリッド型コンポジットレジン製のCAD/CAM冠という新しいタイプの補綴装置が普及してきている。材料に光透過性があり審美に優れているが、歯質の削除量は多い（図５〜７）。

ジルコニア

ジルコニウムの酸化物であり、審美性があり強度が優れているため、歯科用材料として改良されたものが金属の代わりにクラウンやブリッジに使用されている。

ハイブリッド型コンポジットレジン

従来のコンポジットレジンを改良し、強度を向上させた歯科用材料でクラウンやブリッジによる修復に応用される。なお、ハイブリッドにはあいのこ、混成などの意味があり、コンポジットレジンの場合は２種以上のフィラーを含む材料がハイブリッド型に分類される。

CAD/CAM冠

コンピュータによる設計の後、ハイブリッド型コンポジットレジンブロックを切削加工して製作されたクラウンで、健康保険に適用されている。

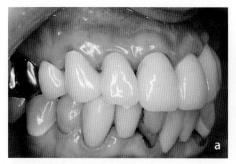
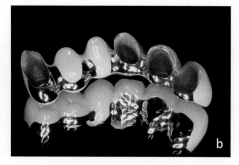

図4　陶材焼付ブリッジ
(a) 頬側面観、(b) 基底面観

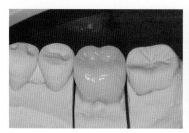
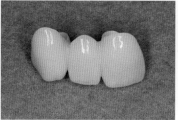
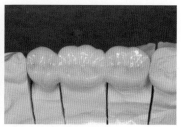

図5　大臼歯 CAD/CAM 冠（ハイブリッド型コンポジットレジン製）　**図6　ジルコニアフレームに陶材前装したブリッジ**　**図7　ジルコニアのみで製作したブリッジ**

③ ブリッジ[1]

　歯の欠損を回復する補綴装置で連結部の相違により3種に分類することがある。支台歯への咬合力の負担が違ってくる。

1）固定性ブリッジ

　歯の欠損を回復するポンティックと支台装置が固定性となっている。咬合力は完全に歯根膜負担で、自分の歯で噛む感覚である。ブリッジのほとんどがこのタイプである。

2）半固定性ブリッジ

　ポンティックと支台装置の一方が固定性で、他方がキーアンドキーウェイのような可動式の機構となっている。支台歯に平行性がない場合や、支台歯の負担能力の差に対応する目的で応用される（**図8**）。

3）可撤性ブリッジ

　ポンティックの下面の清掃性を改善するため、この部分やブリッジ全体を可撤性にした補綴装置である。

歯根膜負担

咀嚼時などの機能時にブリッジに加わる力を支えとなる歯の歯根膜のみに負担させること。

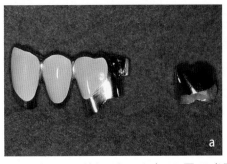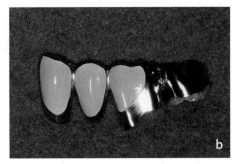

図8　キーアンドキーウェイ（p.55 **図42**参照）
（a）連結前、（b）連結後

（安部倉仁）

文献

1）川和忠治ほか編：クラウンブリッジ補綴学, 第5版, 医歯薬出版, 東京, 2014, 45-62.

2　有床義歯（可撤性補綴装置）

　有床義歯とは、歯と周囲組織である顎骨の欠損を補綴する人工装置のうち、顎堤粘膜を被覆する義歯床を有する義歯のことである。取り外し可能な可撤性義歯の一つで、無歯顎に用いる全部床義歯と部分歯列欠損に用いる部分床義歯がある。

1　全部床義歯

　全部床義歯とは可撤性義歯の一種で、上顎または下顎に歯が一本もない無歯顎（**図9**）に用いられる補綴装置のことであり、人工歯と義歯床から構成されるのが基本である（**図10**）。人工歯の種類には、レジン歯、硬質レジン歯、陶歯、金属歯があり、レジン歯や硬質レジン歯が主に使用されるが、陶歯を用いることもある。義歯床はアクリルレジンが使われることがほとんどであり、部分的に金属を用いることもある。義歯床の主たる部分に金属を用いた義歯を金属床義歯という。

有床義歯
いわゆる取りはずし可能な入れ歯のこと。義歯はブリッジも含んだ用語である。

全部床義歯
総義歯、コンプリートデンチャー、フルデンチャーとも呼ばれる。顎堤粘膜によって咬合力を負担する。

金属床義歯
全部床義歯では口蓋部分を薄くできる、破折しにくいなどの利点から上顎に用いられることが多い。コバルトクロム合金、チタン合金、金合金が用いられる。部分床義歯では、設計の自由度や強度を高めるために上下顎ともに用いられる。

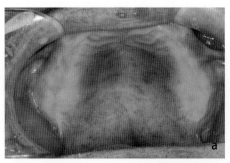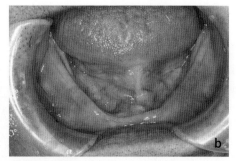

図9　無歯顎
（a）歯が一本もない上顎の顎堤、（b）歯が一本もない下顎の顎堤と舌

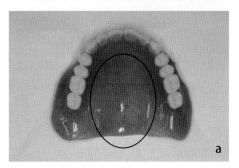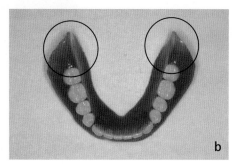

図10　全部床義歯
（a）上顎の全部床義歯。維持のために口蓋部分を広く被覆することが多い。（b）下顎の全部床義歯。レトロモラーパッドの1/2以上を被覆する。

② 部分床義歯

　部分床義歯とは可撤性義歯の一種で、上顎または下顎の部分歯列欠損（**図11**）に用いられる補綴装置のことであり、欠損歯数が多くなると部分床義歯の形態は全部床義歯に近づく。人工歯と義歯床に加えて支台装置（維持装置）があることが全部床義歯との大きな違いである（**図12**）。支台装置は金属が用いられることが多く、残存歯などの条件によってさまざまである。近年、支台装置のクラスプに義歯床用樹脂を用いた義歯があり、ノンメタルクラスプデンチャーという。

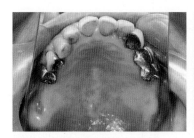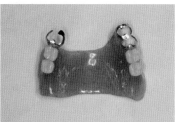

図11　部分歯列欠損（上顎）　　**図12　部分床義歯（上顎）**

部分床義歯
局部床義歯、パーシャルデンチャーとも呼ばれる。顎堤粘膜と残存歯によって咬合力を負担する。

部分歯列欠損
1歯以上の歯の欠損のこと。

支台装置（維持装置）
義歯にかかる力を残存歯に伝え、義歯を安定させ、維持させるための装置。クラスプやレスト、隣接面板などがある。金属が用いられるのが一般的で、コバルトクロム合金、チタン合金、金合金がある。

クラスプについては
p.68、69参照

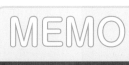

オブチュレーター

上顎骨の欠損などを補綴する装置で栓塞子ともいう（**図13**、囲み部分）。上顎顎義歯に付与されることが多い。手術創を保護する役割や、早期の機能回復を目的として、手術後すぐに人工歯のないプレート状のオブチュレーターが装着されることもある。

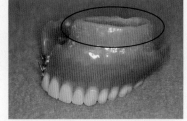

図13　オブチュレーター（栓塞子）が付与された顎義歯

（古屋純一）

3　インプラント補綴装置（義歯）

❶ インプラント補綴装置とは？

　歯の欠損に対して、インプラントを応用した補綴装置（クラウン、ブリッジ、義歯）のことをいう。インプラント補綴の同義語として扱われることが多い。

　インプラント補綴には、固定式、患者可撤式、術者可撤式の３種類に分類される。

　固定式は、従来のクラウンやブリッジのようにインプラントと補綴装置をセメントにて固定する。それに対して術者可撤式は、スクリュー（ネジ）によってインプラントと補綴装置を固定するため、術者のみに着脱が可能となる（**図14**）。また、患者可撤式は、オーバーデンチャーに代表されるようにインプラントと補綴装置をアタッチメントにて連結するため、患者自身が自由に着脱可能となり清掃性にも優れている（**図15**）。

❷ インプラント補綴の利点と欠点

　インプラント補綴の利点は、ブリッジと比較して隣接歯を切削する必要がないため歯質の保全につながる。また、有床義歯と比較すると咬合の安定を図りやすく、その結果、天然歯列に近い咀嚼能力と装着感が得られる。さらに、義歯に必要な維持装置や連結子等が必要ないため補綴設計が単純化される（**表1**）。

　それに対して、インプラント補綴の欠点は、外科的な侵襲があり、それに伴う神経麻痺や後出血などの偶発事故のリスクがある。また、インプラント埋入

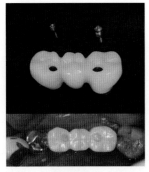

図14　術者可撤式（ブリッジ）

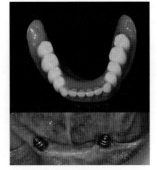

図15　患者可撤式（オーバーデンチャー）

表1　クラウン、有床義歯と比較したときのインプラント補綴の利点と欠点

利点	・健全歯質の保全 ・天然歯列に近い咀嚼能力と装着感 ・咬合支持の安定（確保） ・補綴設計の単純化
欠点	・外科的な侵襲と偶発事故 ・治療期間の長期化 ・補綴装置の破損およびトラブル

後は、基本的に免荷期間（力を与えない時期）が必要となるため治療期間が長期化する。さらには歯根膜を有さないインプラント補綴は変位量がほとんどないため、補綴装置の破損や対合歯への影響等のトラブルが生じやすい（**表1**）。

（木本克彦、淵上　慧）

第3章　やってみよう

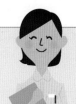

以下の問いに○×で答えてみよう（解答は巻末）

1．部分被覆冠や全部被覆冠はブリッジの支台装置としても使用される。
2．歯科用金属は強度に優れているため最良の材料である。
3．ジルコニアは強度と審美性があり臨床応用が拡大している。
4．コンポジットレジンは部分被覆冠の材料として頻用されている。
5．有床義歯は歯と顎骨の欠損を補綴する装置である。
6．歯が1歯もない顎を無歯顎という。
7．部分歯列欠損に用いられる可撤性義歯を部分床義歯という。
8．全部床義歯は義歯床と人工歯で構成される。
9．全部床義歯には金属は用いられない。
10．部分床義歯には支台装置があるのが特徴である。

第4章
クラウンブリッジの構造と技工操作

1. 部分被覆冠と全部被覆冠
2. 支台築造
3. ブリッジ

4

おぼえよう

① う蝕は、う蝕原性細菌によるプラークが産生する酸によって歯質が脱灰してゆくプロセスを経る。

② う蝕は、脱灰の進行によりエナメル質う蝕、象牙質う蝕へと臨床像を変化させる。

③ う蝕は、MI（ミニマルインターベンション；最小限の侵襲）に基づく治療によって対応する。

④ 支台築造は直接法と間接法があり、間接法では技工操作が必要となる。

⑤ 支台築造に使用する材料として、直接法では主にレジン、間接法ではレジンと金属鋳造体を用いる。

1 部分被覆冠と全部被覆冠

1 目的

　部分被覆冠および全部被覆冠の目的は、歯の形態、機能および審美を回復し、その状態を維持することである。

　部分被覆冠または全部被覆冠を用いて形態、機能および審美を回復する治療の適応症とその例を示す（**図1**）。適応症の1つである歯冠部歯質の欠損は、う蝕以外の原因でも生じる（**表1**）。

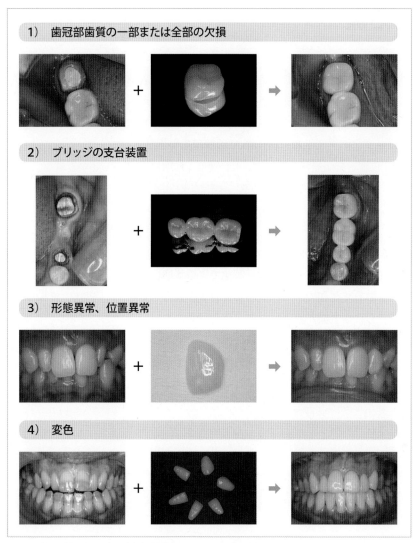

1）　歯冠部歯質の一部または全部の欠損

2）　ブリッジの支台装置

3）　形態異常、位置異常

4）　変色

図1　部分被覆冠および全部被覆冠による治療の適応症
術前の状態と部分被覆冠または全部被覆冠、および装着後の口腔内写真を示す。冠の装着により形態、機能および審美が回復している。

表1　歯冠部歯質の欠損の原因
さまざまな原因により歯冠部歯質の一部または全部に
欠損が生じる。

（1）う蝕
（2）形成不全
（3）咬耗症、摩耗症、侵蝕症
（4）外傷

（本田順一、古地美佳）

う蝕

形成不全

咬耗症

摩耗症

侵蝕症

外傷

② う蝕とその治療

1）う蝕とは

う蝕（齲蝕）は、生活習慣病の一つとして捉えられており、*Streptococcus mutans*、*Lactobacillus* をはじめとするう蝕原性細菌がプラークを形成し、産生された酸によって歯質が脱灰してゆくプロセスを経る。歯質の主体をなす無機質の大部分を占めるハイドロキシアパタイトは、pH 5.5 で溶解現象が生じる。う蝕の分類は、発症部位、発症位置、発症過程、活動性、進行速度、形態によって類別される。

2）臨床的なう蝕像

きわめて初期段階のエナメル質う蝕では、表層下のアパタイト結晶に脱灰が認められるものの、唾液等のミネラル成分によって再石灰化できる状態にあり、エア乾燥によってわずかな白濁として認知できる。表層まで脱灰が進行すると明瞭な白濁として識別でき、さらに歯表面が粗造になると色素付着によって褐色や黒色を呈するようになる。なお、視診によって実質欠損が確認できない症例に対しては、鋭利な探針を用いた触診によって表層下脱灰が起きているエナメル質に人為的な実質欠損を生じさせないよう留意する。エナメル象牙境に到達したう蝕は、側方へ進展するとともに、エナメル質内側からの脱灰と同時に象牙細管を介して浸潤し、管間、管周象牙質のアパタイト結晶を溶解させながら軟化象牙質を作る。う蝕は、小窩裂溝部、隣接面接触点付近、歯頸部が三大好発部位であり、6 〜 20 歳の期間が好発年齢とされ、60 歳以降の歯肉退縮に伴い、エナメル質より低い臨界 pH 6.5 の象牙質う蝕（根面う蝕）が好発するようになる。

3）う蝕の治療

現在は、最小限の侵襲による歯科医学（minimal intervention〈MI〉dentistry）に基づく治療が求められている。したがって、まずはう蝕のリスクファクターの改善を図り、歯質の脱灰抑制と初期エナメル質う蝕の再石灰化促進を促すため、患者自身によるセルフケアと歯科医療者によるプロフェッショナルケアに取り組む。う蝕の進行抑制が期待できない症例では、最小限の歯質切削とダメージを受けた修復物の限局的な補修修復を図り、同時に初発、再発う蝕の予防を念頭とした治療に努める。エナメル質う蝕は、咬合面小窩裂溝では基底部をエナメル象牙境側に置く円錐状を、平滑面では基底部を歯表面側に置く円錐状を呈する。一方、象牙質う蝕は、歯面にかかわらず基底部をエナメル象牙境側に置く円錐状を呈しながら進展しており、これらをう蝕円錐という（**図2**）。したがって、エナメル象牙境を超えたう蝕症例では、側方へ広がった感染歯質の除去に注意する必要がある。う蝕罹患象牙質の除去に際しては、齲蝕検知液

再石灰化

脱灰した歯質が、カルシウムイオンやリンイオンの供給によってアパタイト結晶などが生成され、回復する現象をいう。

補修修復

修復物の欠陥や窩洞辺縁部の二次う蝕が生じた症例に、限局的削除を経て、接着材料を活用して対応する修復をいう。

う蝕検知液

う蝕象牙質外層（第一層）と内層（第二層）とを染色し分ける薬液をいう。代表的な薬液として、1％アシッドレッドプロピレングリコール溶液と分子量を高めたポリプロピレングリコール溶液がある。

の併用によって感染象牙質の染色（**図3**）を図り、細菌が存在し、再石灰化不可能なう蝕象牙質外層（**図4**）を除去し、細菌が存在せず、再石灰化可能なう蝕象牙質内層（**図2**）の保存に努める。罹患歯質除去後には、接着性材料を活用し、歯質との親和一体化を図った修復をすることが望ましい。

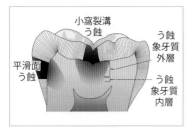

図2　う蝕円錐とう蝕罹患象牙質

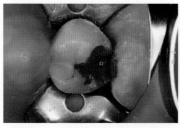

図3　う蝕検知液による感染象牙質の染色（ミラー使用）

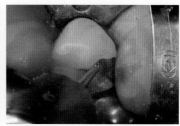

図4　う蝕象牙質外層の除去（ミラー使用）

MEMO

う蝕の分類

6種の因子によって類別されたう蝕は、さらに以下のとおり細分されている。
1．発症部位：エナメル質う蝕、象牙質う蝕、セメントう蝕
2．発症位置：1）浅在う蝕、深在う蝕
　　　　　　　　2）小窩裂溝う蝕、平滑面う蝕、咬合面う蝕、隣接面う蝕
　　　　　　　　3）歯冠部う蝕、歯頸部う蝕、根面う蝕
3．発症過程：一次う蝕（原発、初発う蝕）、二次う蝕（辺縁性う蝕、再発性う蝕）
4．活動性：活動性う蝕、停止性う蝕
5．進行速度：急性う蝕、慢性う蝕
6．形態：穿下性う蝕、穿通性う蝕、環状う蝕

（奈良陽一郎）

③　金属アレルギー

　金属アレルギー[1]とは、金属との接触により溶出した金属イオンと体内のたんぱく質とが結合した抗原（アレルゲン）に対する生体の免疫反応がもたらす過敏症で、接触性皮膚炎を起こすことが知られている。アレルギーは、発症機序によって分類されており、金属アレルギーは、免疫をつかさどる細胞が引き起こすもので、発症までに時間がかかることからⅣ型（細胞性免疫型、遅延型）アレルギーに分類される。金属に触れて数時間から数日後に、触れた局所のみならず、全身に発赤、腫脹、湿疹などを生じることがある。原因物質である金属は、装飾品、化粧品、家庭用品などの民生品に広く含まれ、また、心臓ペースメーカーや生体用インプラントによるアレルギーが疑われる報告もある。

　補綴歯科治療では、金属材料が用いられることが多く、これらが金属アレルギーを引き起こすことがある。アレルギーの症状は、口腔内にとどまらず、全身に及ぶ場合が少なくない。口腔内では舌炎や扁平苔癬（**図5**）など、全身では汎発性湿疹、掌蹠膿疱症（**図6**）、紅皮症、アトピー性皮膚炎、汗疱性湿疹、慢性痒疹などの臨床像を呈することが報告されている。

　患者が金属にかぶれた経験があり、歯科治療を受けた後から皮膚などに炎症の発症や増悪が明らかな場合は、口腔内金属によるアレルギーが強く疑われる。このような場合、皮膚科に依頼してパッチテストなどによりその原因金属を同定する必要がある。歯科で用いられる金属は20種類程度で、ニッケル、コバルト、パラジウム、クロムなどが金属アレルギーの原因として高頻度であるとされているが、金、チタンなどに対する過敏症の報告も増加している。

　金属アレルギーと診断された場合、歯科においては、患者の口腔内に存在する原因金属を含む修復物を完全に除去して、原因金属を含まない別の材料で再修復する。この際に使用される材料は、歯冠修復物には、原因金属を含まない金属、コンポジットレジン、セラミックス、ジルコニアなどを、有床義歯には、コバルトクロム合金の代わりに純チタンやチタン合金を用いるのが一般的である。しかし、原因金属を切削して除去する際の金属粉による症状の一時的な悪化を呈することがあることや、原因金属が除去されても皮膚の炎症症状が消退するまでは長期間を要することが多いこと、さらに、使用した材料によるアレルギーが発症する可能性もあることなどから、治療を始める前には、患者に対する十分なインフォームド・コンセントが重要である。

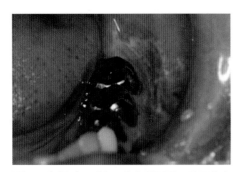

図5　金銀パラジウム合金が原因の扁平苔癬

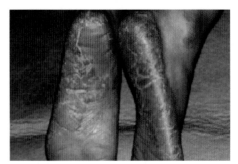

図6　歯科治療後に発症した掌蹠膿疱症

（小池麻里）

文献
1）玉置邦彦, 塩原哲夫 編：皮膚免疫ハンドブック, 改訂2版, 中外医学社, 東京, 2005, 191-205.

④ 各装置の適応症と材料

　本項では保存修復法の間接修復法に分類されるインレー、アンレー、ラミネートベニアと、その他の部分被覆冠、および全部被覆冠について、各装置の適応症と材料等について述べる。

1）インレー

　修復物としてのインレーは、窩洞形態による分類では内側性窩洞に対する間接修復法といえる。一般的には生活歯で、現在ではブラックの分類で1級、2級などの、主として臼歯部の咬合面から隣接面にかけてのう蝕が適応となる。その際、機能咬頭を被覆（カバー）する必要があるような大きなう蝕は対象とされない。

　修復材料としては従来、金属材料が用いられてきた（**図7**）。しかし近年、臼歯部においても、審美性に対する要求が高まり、歯冠色材料であるコンポジットレジンやセラミックス（ポーセレン、陶材）を用いたインレー（コンポジットレジンインレー、セラミックインレー）が多く用いられるようになってきている。

> **内側性窩洞**
> 歯質の内側を切削し窩洞形成することにより、窩洞周囲に歯質が残り、健全歯質で囲まれるような窩洞

> **間接修復法**
> 模型上などで修復物を製作し、セメントなどで窩洞に合着する修復法

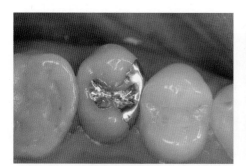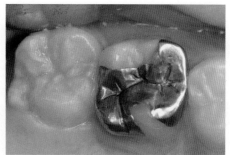

図7　5̲ の2級（MO）メタルインレー（ミラー使用）

図8　6̲ の咬頭を一部被覆したアンレー（ミラー使用）

2）アンレー

　アンレーは、ブラックの分類では1級、2級にあたるが、インレーでは対応できない比較的広い表在性の欠損、あるいは機能咬頭のカバーを必要とする大きなう蝕に対する間接修復法である。アンレー窩洞は内側性窩洞に外側性窩洞を合体させたような窩洞で、生活歯ばかりではなく失活歯（既根充歯）にも用いられる。咬合圧が強く作用する部位に用いられることも多いため、修復材料としては、従来から機械的性質に優れた金属材料が用いられてきた（**図8**）。しかし、近年のセラミックスの進歩と審美的要求の増加から、一部のアンレーには耐摩耗性に優れたセラミックスも用いられるようになってきている。

> **外側性窩洞**
> 歯を外側面から切削し、修復物によって歯の一部あるいは全部がカバーされているような窩洞

> **既根充歯**
> 抜髄あるいは感染根管治療の後、根管充塡まで終了した歯のこと。

Column

インレーはクラウンではない！

　アンレーやラミネートベニアはクラウン（部分被覆冠）として分類されることもあるが、インレーは違う。インレーは内側性窩洞に対する修復物であり、『詰め物』になる。一方、クラウンは冠と表記されるように歯面の表層を被う『被せ物』である。

3）ラミネートベニア

　ラミネートベニアは前歯部唇側に薄板（ラミネート、シェル）を貼り付けることにより、審美性の回復を期待して行われる前装修復法である（**図9**）。歯面を切削する場合としない場合があり、切削する場合、窩洞はエナメル質内に形成される。テトラサイクリンや失活による変色歯、矮小歯、ターナー歯などの形態異常歯のほか、前歯部の広範囲にわたるう蝕や、捻転や歯間離開などの位置異常歯（軽度なもの）などが適応となる。また、前歯部におけるトゥースウェアも適応となるが、過度の咬合圧のかかる咬耗は適応とならない。

　シェルの材料としてはコンポジットレジンやセラミックスなどの歯冠色修復材が用いられる。

> **トゥースウェア**
> う蝕や外傷ではなく、酸蝕や摩耗などで、歯が溶けたり削れたりする疾患のこと。

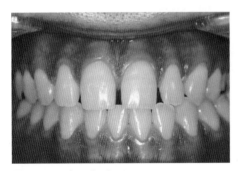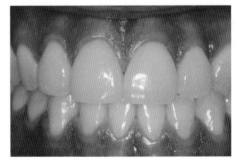

図9　ラミネートベニア
（石神　元ほか編著：冠橋義歯補綴学テキスト, 第3版, 永末書店, 京都, 2019, 193, 196. より転載）

（細見　環）

4）その他の部分被覆冠

　部分被覆冠は、歯冠の一部を被覆することで歯の形態を修復する歯冠補綴装置で、3/4冠、4/5冠、ピンレッジ、プロキシマルハーフクラウン、7/8冠などがある[1]。その製作には、歯科用合金、陶材、コンポジットレジンなどの材料が使用され、その装置の目的や部位などにより使用される材料が選択される。

　その利点は、全部被覆冠に比較して歯質の切削量が少ないため、歯髄に与える影響が少ないこと、歯周組織に対する刺激が少ないこと、審美性に優れることが挙げられる。その反面、修復物の保持力や強度が劣ること、二次う蝕にな

りやすいことなどの欠点がある。

　最近では、金属製の部分被覆冠が単独の歯冠補綴装置として応用されることはまれで、接着ブリッジの支台装置や歯の固定装置として応用されることが多い。

（1）3/4冠（図10）

　審美性を求められる前歯部に適応され、4面の歯面のうち唇側面以外の3面を冠が被覆するものである。

（2）4/5冠（図10）

　臼歯部に適応され、5面の歯面のうち頬側面または舌側面以外の4面を冠が被覆するものである。

（3）7/8冠（図11）

　上顎大臼歯部に適応され、近心頬側面以外の歯面を削除し、削除面を冠が被覆するものである。

（4）ピンレッジ（図12）

　有髄歯の前歯舌側面に適応され、ピン、ニッチ、レッジで構成されている。このピンと歯質に形成されたピンホールとの嵌合で冠が維持される。

（5）プロキシマルハーフクラウン（図13）

　上下顎臼歯の近心あるいは遠心側半分を被覆した部分被覆冠である。特に、下顎第一大臼歯の欠損症例に対して第二小臼歯と近心傾斜した有髄の第二大臼歯を支台とする場合に、第二大臼歯の近心側半分の歯面のみを切削することにより、第二小臼歯との平行性を得ることでブリッジの支台装置として適応されることが多い。

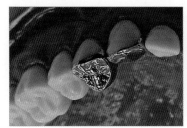

図10　3|の3/4冠と|4の4/5冠

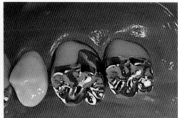

図11　|6 の7/8冠

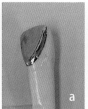

図12　（a）1|のピンレッジ装着時、（b）装着前のピンレッジと支台歯形成

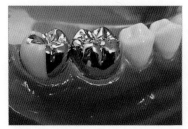

図13　7|のプロキシマルハーフクラウンと6|の全部金属冠

5）全部被覆冠

　全部被覆冠は、広範囲の歯質欠損に対し歯冠全体を被覆することで歯の形態を修復する歯冠補綴装置である。構造的に保持力や強度が高く、支台歯として優れている。一方、歯質の切削量が多いため、生体への侵襲が大きくなる。その装置の目的、構造、部位などにより使用される材料が選択され、歯科用合金、陶材、コンポジットレジンおよびそれらを組み合わせた材料が使用されることから、使用材料により名称が異なる。

（1）全部金属冠（図13）

　使用材料は、金合金、金銀パラジウム合金、純チタン、チタン合金などの金属が用いられている。機械的強度が高く、形態再現性に優れていることから、大臼歯部に主に応用されている。製作は主に鋳造法であったが、近年では、CAD/CAM（computer aided designing/computer aided manufacturing）システムを用いた機械切削加工法や3Dプリンターを用いた積層造形法も多くなっている。

（2）前装冠（図14）

　審美性が要求される部位の歯冠修復に適応されるため、天然歯を模倣した色調と形態を付与する目的で、金属製のフレームワーク（メタルコーピング）に審美的な修復材料が築盛されたもので、レジン前装冠、陶材焼付冠などがある。審美性と強度を備えているため、部位にかかわらず応用できる。

（3）ジャケットクラウン（図15）

　金属製のフレームワークを使用せずレジンや陶材単体で製作されるため、最も審美性に優れている。使用材料によりレジンジャケットクラウンとオールセラミッククラウンがある。

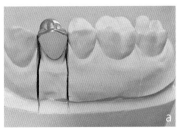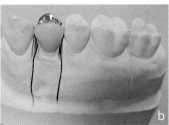

図14　（a）4｜レジン前装冠、（b）陶材焼付冠

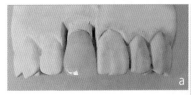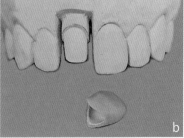

図15　（a）1｜のレジンジャケットクラウンと作業用模型、（b）歯型から取り外したレジンジャケットクラウン

❺ 技工操作[2]

部分被覆冠や全部被覆冠製作の技工操作は、使用材料により異なる。

（1）金属製の部分被覆冠ならびに全部被覆冠

金属冠の製作には、従来より鋳造法が用いられていることから、鋳造冠とも呼ばれる。近年、デジタルデータの活用の進歩から、冠の形態データに従って金属ブロックから直接削り出す機械切削加工法、または、CAD/CAM 法や３Ｄプリンターを利用する積層造形法も用いられ始めている。

① 鋳造法

・支台歯形成、印象採得後の印象に超硬質石膏（支台歯および歯の部分）と硬質石膏を注入して作業用模型の製作をする。このときダウエルピンなどを使用することで、歯型（支台歯部分）を作業用模型から着脱可能とし、元の位置に正確に戻せるようにする（**図16** 右上）。
・ダウエルピンを付着した歯型を可撤式とするために作業用模型を分割し、支台歯のフィニッシュラインを明確にするために歯型をトリミングする（**図16**）。
・上下顎模型を咬合器に付着する。
・トリミングした歯型を用いてワックスパターン（最終補綴装置の原型）をワックス（ろう）で製作するワックスパターン形成（ワックスアップ、ろう型形成）を行う（**図17**）。
・円錐台にワックスパターンを植立し（**図18**）、鋳造リングを据え、埋没材で満たし、ワックスパターンを金属と置き換えるための鋳型を準備する（**図19**）。
・埋没材が硬化、乾燥した鋳造リングを電気炉に入れて、ワックスを焼却し、鋳型内に溶かした金属を流し込む。これを鋳造という（**図20**）。鋳造後、埋没材の中から鋳造体を取り出す（**図21**）。
・鋳造体の歯型への適合状態を確認しながら、作業用模型上で、隣在歯との接触や対合歯との咬合の調整を行う。その後、研磨して金属冠を完成させる（**図22**）。

② 機械切削加工法、CAD/CAM（computer aided designing/computer aided manufacturing）法

・印象から製作した作業用模型を CAD システムで形状をスキャンしたデータ（**図23**）や口腔内スキャナー（**図24**）を用いてから患者から採取したデータを PC に取り込む。
・取り込んだ支台歯のデータと隣在歯、対合歯の情報を基にコンピュータ上で冠を設計する（**図23**）。設計した冠の三次元形態データに従って歯科用 CAD/CAM システムを用いて、ブロックから直接削り出して冠を製作する（**図25**）。

機械切削加工法

コンピュータによる補綴装置の設計（computer aided designing: CAD）と切削加工装置（computer aided manufacturing: CAM）とにより、鋳造操作によらない物理的特性の優れた均一かつ高品質な補綴装置を製作する技術である。陶材、チタンなど、任意の材料を利用することが可能である。

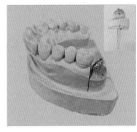 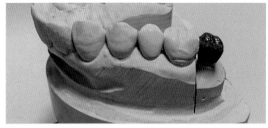

図16　7|の歯型を可撤式　図17　歯型上に形成された 7| ワックスパターン
にした作業用模型

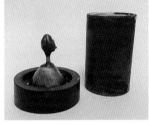 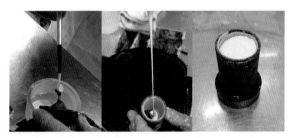

図18　円錐台に固定された　図19　鋳造リングを据え、ワックスパターンを埋没
ワックスパターンとリング

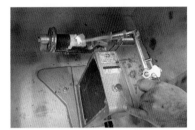 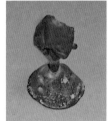 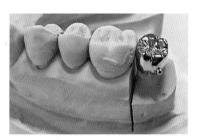

図20　遠心鋳造機での鋳造　図21　埋没材から　図22　調整、研磨した 7| 全部金属冠
　　　　　　　　　　　　　　取り出した鋳造体

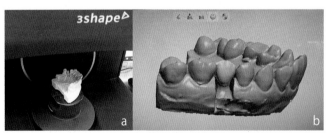 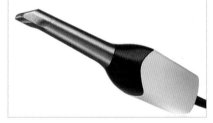

図23　(a) CADシステムによる作業用模型の形状取り込みと、　図24　口腔内スキャナーの一例（モリ
(b) |5 ジャケットクラウンの設計　　　　　　　　　　　　　　　タ）

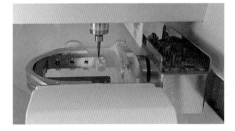 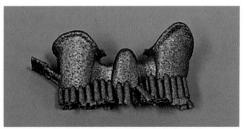

図25　設計データを基に切削加工中のレジ　図26　3Dプリンターで積層造形された金属冠
ンジャケットクラウン

③ 積層造形法、CAD/CAM 法

- CAD/CAM システムと同様に製作した冠の三次元形態データに従って、3D プリンター内で材料を層状に付加、溶解を繰り返すことによって冠を製作する積層造形法が利用されている（**図 26**）。積層造形法では、レジン、セラミックス、金属などが使用できる。

（2）前装冠

- 金属製のフレームワークは、支台歯形成、印象、歯型製作後、金属冠と同様に製作する（**図 27**）。
- レジン前装冠は、そのフレームワーク上にレジンを築盛、重合する（**図 28**）。重合後、形態修正と研磨をする（**図 29**）。
- 陶材焼付冠は、金属製のフレームワーク上に陶材を築盛、焼成する。焼成後、形態修正と研磨をする。

（3）ジャケットクラウン

- レジンジャケットクラウンは、支台歯形成、印象、歯型製作した後、歯型に直接コンポジットレジンを築盛して重合する方法（p.42 **図 15**）、またはCAD/CAM システムを利用した機械切削加工法で製作される（**図 30**）。
- オールセラミッククラウンは、同様に歯型製作後、歯型に直接ポーセレン泥を築盛して焼成する方法、または CAD/CAM システムを利用した機械切削加工法で製作される。

> **積層造形法**
>
> 3D プリンターを用いて、3D-CAD などのデータを基に一層一層、材料を積層していき造形物を製作する技術である。金属素材も使用可能なので、高精細かつ耐久性のある造形物を製作できる。

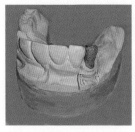

図 27　通法に従い製作された ３| レジン前装冠のフレームワーク

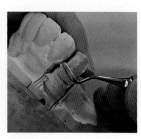

図 28　ボディー色レジンの築盛

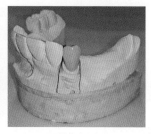

図 29　調整、研磨された ３| レジン前装冠

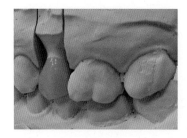

図 30　切削加工後、調整、研磨された |５ レジンジャケットクラウン

（小池麻里）

文献

1) 石神　元ほか編：冠橋義歯義歯補綴学テキスト, 第 3 版, 永末書店, 京都, 2019.
2) 全国歯科技工士教育協議会 編：最新歯科技工士教本　歯冠修復技工学, 第 1 版, 医歯薬出版, 東京, 2017.

2 支台築造

1 支台築造とは

　う蝕や歯内療法後など歯冠の一部もしくは大部分の歯質が欠損した場合にコンポジットレジンや鋳造金属などの人工材料で歯質を補い、上部構造を装着できる支台歯形態に回復させる治療である[1]（**図31**）。生活歯に支台築造する場合もあるが、多くの場合は根管充填後の失活歯に行う。

　支台築造の予後に影響する要因としてフェルール効果[2]が重要とされ、築造窩洞形成時には可及的に歯質の保存をすることが求められる。

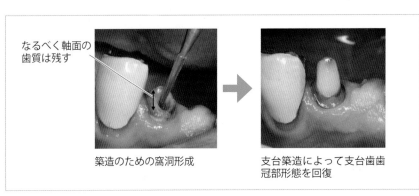

なるべく軸面の歯質は残す

築造のための窩洞形成

支台築造によって支台歯歯冠部形態を回復

図31　支台築造とは

2 支台築造法の分類

1）築造方法による分類

（1）直接法

　築造するための窩洞形成を行った後に、直接レジンを主とした成形材料を充填することで支台築造を行う方法である。現在、最も使用されるのは光重合と化学重合の両方の特性を併せもつデュアルキュア型コンポジットレジンである。

　直接法を成功させる条件として、歯質との接着操作が重要であり、歯質の欠損範囲が大きく、辺縁部が歯肉縁下に及ぶ場合や、多数歯を同時に築造する場合にはチェアタイムが増大すること、また、唾液や滲出液の影響を受けやすいことから接着操作がうまく行えないことも考えられる。そのため、なるべく歯質が多く残存し、窩洞の辺縁部が歯肉縁上にあるケースに適用することが望ましい。

　直接法の場合は、印象採得を行う必要はないため、技工操作もなく、その日のうちに築造が可能となる。

フェルール効果（帯環効果）

樽の木材をたがでおさえて形態を保つのと同じ原理で、クラウン歯頸部が環状の帯（たが）の役を果たして歯頸部歯質を囲んでおさえる効果のこと。軸面の歯質をなるべく保存することで脱落や歯根破折のリスクを減少できる。

直接法

支台築造用レジン

築造窩洞は光が到達しにくいことからデュアルキュア型コンポジットレジンを用いる。

（2）間接法

　築造するための窩洞形成を行った後に、印象採得を行い石膏による作業用模型を製作し、模型上で築造体を製作する方法である。模型上で製作した築造体は口腔内でセメントなどを用いて装着することで支台築造を行う。かつては金属による鋳造体の支台築造（メタルコア）を用いることが多かったが、現在ではレジンによる支台築造（レジンコア）でも広く使用されている。

　印象採得を行うことから、技工操作が必要となり、来院回数が増えることや、模型上で作業をするために、アンダーカットのないように窩洞形成をする必要がある。半面、1回のチェアタイムは短縮することができるため、一度に多くの歯を支台築造する場合や、防湿が困難なケース、窩洞が歯肉縁下に及んで滲出液が多く、接着が難しいような場合には有効といえる。

　ポスト部分の印象採得は通常のクラウンなどとは異なり、細長い形状のため、シリコーンなどのゴム質印象材の場合は、細いシリンジや、スクリューバー（レンツロ）などを用いて印象をする必要がある。また、寒天印象材を用いる場合は、印象体の補強のためラジアルピンを併用し、先端の細い寒天印象用シリンジを用いる。

2）材料による分類

（1）ファイバーポストを用いたレジンコア（直接法、間接法）

　既製のファイバーポストとコンポジットレジンを組み合わせた築造方法である（図32）。ファイバーポストは既製ポストの一つであり、ガラス繊維をレジン系のマトリックスで束ねたものである。弾性係数が象牙質と近く、歯根破折を起こしにくいことが考えられる。また、光の透過性も有していることから近年増加しているオールセラミッククラウンやCAD/CAM冠などの審美性が重視される場合にも有効である。金属を使用しないメタルフリー修復が可能となり、金属アレルギー患者にも安全に使用できる。

（2）金属ポストを用いたレジンコア（直接法、間接法）

　既製の金属ポストとコンポジットレジンを組み合わせた築造方法である（図32）。金属ポストの材料としてはステンレス鋼やチタン合金などが用いられる。引張強さや圧縮強さ、曲げ強さなどの機械的強度が優れており、ポスト自体の破折の心配は少ない。半面、歯根部の象牙質よりも弾性係数が数倍高いことから、残存歯質が少ないケースでは歯根破折を惹起しやすい可能性があり、注意が必要である。形態としてはテーパーのないパラレルポストやねじのような構造をしたスクリューポストなどがある。

（3）ポストを用いない成形材料による築造（直接法）

　歯冠部歯質が十分に残っており、十分なフェルール効果が期待できる場合には、ポストを用いない支台築造も可能である（図32）。最も用いられるのはデュアルキュア型コンポジットレジンであるが、欠損がきわめて少ない場合には修

復用のセメントなども用いる場合がある。

（4）鋳造体による築造（間接法）

金属の鋳造体のみで築造窩洞にセメント合着する方法である（**図32**）。メタルコアとも呼ばれる。間接法のみで製作が可能であり、印象採得を行い、模型上で製作した築造体を用いる。非常に高い機械的強度をもつため、築造体自体の破折は少ないが、歯根破折する可能性がある。

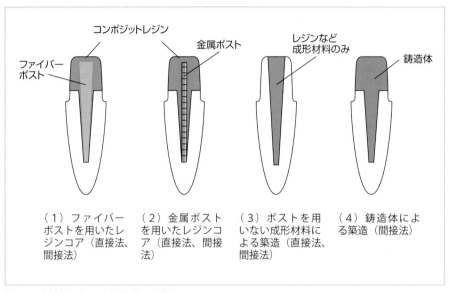

コンポジットレジン　金属ポスト　レジンなど成形材料のみ　鋳造体　ファイバーポスト

（1）ファイバーポストを用いたレジンコア（直接法、間接法）　（2）金属ポストを用いたレジンコア（直接法、間接法）　（3）ポストを用いない成形材料による築造（直接法、間接法）　（4）鋳造体による築造（間接法）

図32　材料による支台築造の分類

③ 技工操作

1）間接法レジンコアの場合

作業用模型上でコンポジットレジンと既製のポストを用いて製作する（**図33**）。ポストはファイバーポストもしくは金属ポストを使用する。ファイバーポストとレジンの接着にはシラン処理が有効である。また、金属ポストとコンポジットレジンの接着にはアルミナブラスト処理（サンドブラスト処理）と金属接着プライマー処理の併用が有効である。模型上で直接コンポジットレジンを築盛するのが難しい場合はワックスアップを行い、レジンキャップ等を用いてコアを製作することも可能である。

> **シラン処理、金属接着プライマー処理**
>
> 近年では、シラン処理や金属接着プライマーなどの機能を1つにまとめた多目的（マルチパーパス）タイプの接着プライマーが開発され、使用されている。

金属接着（性）プライマー

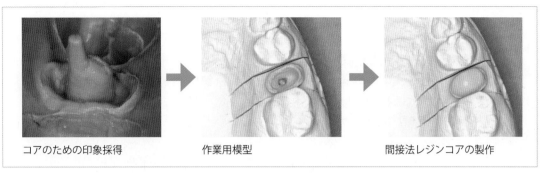

| コアのための印象採得 | 作業用模型 | 間接法レジンコアの製作 |

図33　間接法レジンコアの技工操作

2）間接法メタルコアの場合

　作業用模型上でワックスアップを行い、埋没、鋳造し製作する。ポスト部の形態は細長いことから、流れの良いインナーワックスを用いて賦形する。鋳造後は鋳造体が歯型に適合するか確認し、研磨を行い完成させる。大臼歯などで平行でない複数の根管にポストを製作する場合には、メタルコアを複数に分割する分割支台築造を行うこともある（**図34**）。

分割支台築造

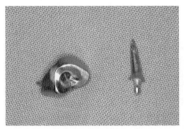 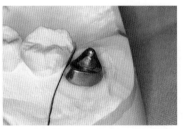

図34　間接法で製作したメタルコア（分割支台築造）

MEMO

歯根破折とその予防

どんなに上手に支台築造を行っても、どんなに良い材料を使用しても、一度歯髄を失って失活した歯は生活歯と比較してその後の歯根破折などのトラブルを起こしやすいことが知られている。歯の寿命をより長くするために必要なことは何よりも支台築造が必要な状況に至らないように口腔衛生管理をすることである。

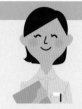

Column

審美修復の増加と支台築造の変遷

　わが国での歯科医療では、近年、ジルコニアなどを用いたメタルフリー修復が増加してきている。保険診療においては、ハイブリッドレジンブロックを用いた CAD/CAM 冠が導入され、小臼歯、大臼歯の一部で広く使われてきている。また、グラスファイバーを用いたレジンブリッジなども導入され、近年の世界的な金属価格の上昇とあわせて、今後さらに金属を使わない補綴歯科治療が増加していくことが考えられる。

　従来多く用いられてきた鋳造メタルコアではレジン、セラミックス系の歯冠補綴を行う場合に、下地の金属色が透過して審美的な問題を生じることがあった。ファイバーポスト併用のレジンコアはこれらの審美的問題を解決するだけではなく、象牙質に近い弾性係数をもつことで抜歯に至るような歯根破折が起こりにくくなる可能性が高い。また、金属を使わないことで金属アレルギーの原因にもならないことから、その点も有利であると考えられる。金属アレルギーと診断された場合、コアの除去が必要になることも多いが、実際にコア除去を行う場合は困難なケースが多く、あらかじめ金属を使用していなければ危険なコア除去のリスクも低減できる。

　これらの要因から支台築造においても、メタルフリーのファイバーポストやレジンを主体とした支台築造が増加していくことが予測される。

（田邉憲昌）

文献
1）日本補綴歯科学会 編：歯科補綴学専門用語集, 第5版, 医歯薬出版, 東京, 2019, 52.
2）矢谷博文ほか編：クラウンブリッジ補綴学, 第5版, 医歯薬出版, 東京, 2014, 124-132.

3　ブリッジ

1　目的

　う蝕、歯周病、破折などの原因で歯が喪失した場合、審美、発音、咀嚼機能などに問題が生じる。歯の欠如による障害は**表2**に示す3通りの方法で補綴することが可能である。本節で解説するブリッジ（**図35**）は可撤性部分床義歯と比較して異物感が少なく、審美性や咀嚼能率に優れた補綴方法である。しかし、可撤性部分床義歯やインプラントと比較すると歯質の切削量が多く、設計を誤ると残存歯の負担が大きな処置となる。また、修理が困難でセルフケアに難渋する場合も少なくない。

　患者は歯の喪失感を着脱のたびに思い出す可撤性部分床義歯より、固定性ブ

リッジを好む場合が多い。しかし、多数歯欠損、遊離端欠損、あるいは残存歯の状態が悪いなどの場合、ブリッジによる補綴処置が不適応なことも多く、可撤性部分床義歯やインプラントと比較して慎重に症例を選択する必要がある。

表2　ブリッジ、部分床義歯、インプラントの比較

	ブリッジ	部分床義歯	インプラント
咬合圧負担	歯根膜負担	歯根膜粘膜負担	顎骨負担
残存歯の削除量	×	○	○
清掃性	×	○	△
適応範囲	×	○	△
咀嚼機能	○	△	○
異物感	○	×	○
審美性	○	×	○
変化への対応と修理	×	○	×
精神面の回復	○	×	○

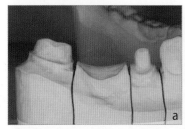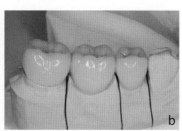

図35（a）下顎右側第一大臼歯の欠損に伴い、ブリッジ製作のために形成された第二小臼歯および第二大臼歯。支台歯形成に伴い、すべてのエナメル歯を削除した。
（b）製作したブリッジ。装着後、その機能性や審美性は大幅に改善する。代償として残存歯の侵襲と負担が増加するため、インフォームド・コンセントが欠かせない。

② 歯の欠損による変化、障害

　歯が欠損すると、咀嚼、発音機能や審美性が即日的に低下する。また、長期間欠損を放置すると、残存歯の傾斜、捻転、挺出などが生じる。その結果、食片圧入、う蝕、歯周疾患の進行、ひいては歯列不正による顎運動の制限から顎関節症が発症することもある（図36）。また、対合歯を失った残存歯は自浄性が低下し、歯周組織は廃用性萎縮する。

　審美性に影響が少ない臼歯部の少数歯欠損では、患者の不自由が少ないために放置されることも多い。欠損を放置することにより将来生じる弊害を、きちんと患者に伝えることはきわめて重要なインフォームド・コンセントである。

廃用性萎縮

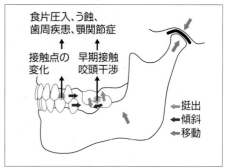

図36　歯の喪失を長期間放置した場合に生じる変化

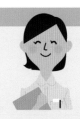

Column

欠損補綴におけるインフォームド・コンセント

　インフルエンザに罹患して高熱に苦しんでも、内服薬による治療により疾患は治癒し、ほとんどの場合、元の健康状態に回復する。しかし、歯の欠損は治療により一定の機能は回復するものの、残念ながら元の状態に戻すことはできない。

　患者にとって歯の喪失は多くの不安を伴う出来事である。しかし、私たちはときとして患者の価値観や家庭環境などを無視してこちらの処置方針を押しつけがちになる。

　患者にとってより良い選択をしてもらうには、まず可撤性義歯、ブリッジ、インプラント、それぞれの利点と欠点をわかりやすく説明する必要がある。また、原因を解決せずに処置を行っても良好な経過は得られないため、現状に至った理由と口腔衛生管理などの関連性に関しても理解を深めてもらう必要がある。

　患者はこれらの情報と自らの価値観や家庭環境、人生設計や経済状況を勘案して最終的なオプションを選択する。

　インフォームド・コンセントは患者が自らの意思で処置方針を決定するため、私たちがもちうる情報を客観的に患者に伝えることであり、決して私たちの押しつけであってはならない。

③ ブリッジの構成要素

　ブリッジの構成要素は欠損部分を回復するポンティック、ブリッジを支台歯と連結する支台装置、連結部の3点からなる（図37）。

1）支台装置

　支台装置には全部金属冠、レジン前装冠、陶材焼付冠など各種クラウンが適応となる。また、歯質の削除量を減少する目的で部分被覆冠を支台歯としたブリッジ（図38）や接着材の使用を前提とした接着ブリッジも臨床応用されている。

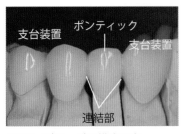

図37　ブリッジの構成要素

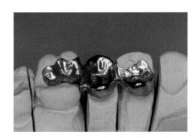

図38　エナメル質の切削量を減少させる目的で製作された固定性ブリッジ
接着ブリッジの支台装置が使用されている。

2）ポンティック

　欠損部に設置する人工歯をポンティックと呼ぶ。ポンティックは喪失した歯冠形態や吸収した顎堤形態を補い、審美、咀嚼、構音機能の回復を図る。また、清掃性が良く、自浄性をさまたげず、清潔で良好な装着感を有する必要がある。こういった要件を満たすため、ポンティック基底面には各部位に最適な各種の形態（**図39**、**表3**、**4**）が選択されると同時に、その使用材料（**表5**、**図40**、**41**）は十分に吟味される必要がある。

3）連結部

　支台装置とポンティックを連結する部分。一般にポンティックと支台装置は一体で製作され、強固な一体構造を有する。一方、電車の連結器のような機械的嵌合で連結部に緩みを設け、支台歯の生理的動揺を可能とするキーアンドキーウェイ（**図42**）があり、半固定性ブリッジの連結部に用いられる。

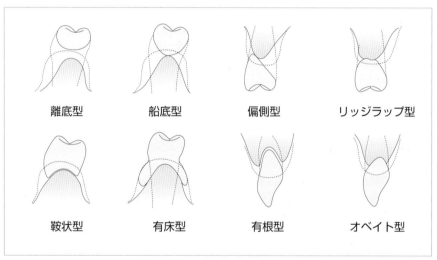

離底型　　船底型　　偏側型　　リッジラップ型

鞍状型　　有床型　　有根型　　オベイト型

図39　ポンティックの基底面形態。点線は喪失前の歯冠、歯根および顎堤形態を示す
（石神　元ほか編：冠橋義歯補綴学テキスト , 第3版 , 永末書店 , 京都 , 2019. より引用改変）

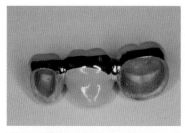

図40　陶材で製作されたリッジラップ型ポンティックの基底面
プラークの付着が少ないため、好んで陶材が使用される。

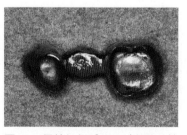

図41　仮着したブリッジを取り外し、プラークを染め出したところ
金属で製作された離底型ポンティックの基底面が濃染している。使用材料の選択と清掃指導の徹底は重要である。

表3 ポンティックの形態と特徴

離底型	ポンティック基底面と顎堤粘膜を3mm以上離すことにより、付着したプラークが歯周組織に悪影響を与えないとした設計。審美性に劣り装着感も悪い。
船底型	ポンティック基底面が楕円形で顎堤粘膜と点状あるいは線状に接する。歯頸部は舌側寄りとなるため上顎前歯部に適応すると審美性が悪い。セルフケアが行いやすく、自浄性が期待できる。
偏側型	ポンティック基底面の唇側縁のみを顎堤粘膜に接触させる。審美性に優れるが、舌側に大きな陥凹部が生じるため、適応部位によっては装着感が悪い。
リッジラップ型	ポンティック基底面は偏側型と船底型の中間で、顎堤粘膜との接触面はT字型。セルフケアが行いやすく、自浄性が期待できる。また、発音、審美性、装着感に優れ、適応範囲が広い。
鞍状型	ポンティック基底面が顎堤粘膜に鞍状に接し、喪失した歯冠形態をそのまま回復するため、発音、審美性、装着感に優れる。しかし、セルフケアを行うことは困難で、ポンティック基底面の自浄性は全く期待できない。可撤性ブリッジで使用することが前提
有床型	ポンティック基底面に床が付与されており、歯槽骨が大きく吸収した場合に適応することにより審美性が回復する。鞍状型以上にポンティック基底面が不潔になりやすいため、可撤性ブリッジで使用することが前提
有根型	審美性を維持する目的でポンティック基底面を抜歯窩に嵌入させたもの。セルフケアを行うことは困難でポンティック基底面の自浄性は全く期待できない。可撤性ブリッジで使用することが前提
オベイト型	外科処置で歯槽部に陥凹を作り、ポンティック基底面をその陥凹部に適合させたもの。審美性に優れる。ポンティック基底面の清浄は困難で自浄性も期待できない。

表4 補綴部位とポンティックの形態

補綴部位	ポンティックの基底面形態
上顎前歯部	リッジラップ型、偏側型、モディファイドリッジラップ型、オベイト型、モディファイドオベイト型
上顎臼歯部	リッジラップ型、偏側型
下顎前歯部	リッジラップ型、偏側型、船底型、モディファイドリッジラップ型、モディファイドオベイト型
下顎臼歯部	偏側型、船底型、離底型

＊欠損部位と基底面形態の適用は顎堤の状態を考慮するため絶対的なものではない。

表5 ポンティックに使用される材料

材質	強度	破折強度	審美性	耐摩耗性	吸水性	アレルギー	汚れの付着
金属	◎	◎	×	◎	◎	△	◎
レジン	△	○	○	×	×	○	×
陶材	○	△	◎	◎	◎	◎	◎

④ ブリッジの構造

1）固定性ブリッジ

固定性ブリッジ

　臨床で装着されるブリッジのほとんどは各構成要素が一体構造で製作され、セメント合着して使用される固定性ブリッジである。支台歯には平行性が要求されるため、形成量が増加し、必要に応じて抜髄処置を要することもある。また、装着後の着脱は不可能なため、自浄性や清掃性を十分に配慮したデザインが要求される。そして、歯科衛生士として患者のメインテナンススキルを見きわめることも重要である。

2）半固定性ブリッジ

半固定性ブリッジ

　複数の支台歯を平行に形成することができない場合、大型のブリッジを分割したい場合、支台歯の負担能力に偏りがある場合等では、キーアンドキーウェイ（図42）を連結部に用いる半固定性ブリッジが適応される。支台装置はすべて支台歯に合着されるが連結部は可動性をもつ。

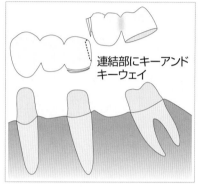

連結部にキーアンドキーウェイ

図42　半固定性ブリッジの連結部に使用されるキーアンドキーウェイ
（石神　元ほか編:冠橋義歯補綴学テキスト, 第3版, 永末書店, 京都, 2019. より引用改変）

3）可撤性ブリッジ

可撤性ブリッジ

　顎堤の吸収が著しく有床型のポンティックを使用する場合や、鞍状型のポンティックを適応する場合、固定性ブリッジではポンティックの清掃がきわめて困難となる。支台装置にコーヌステレスコープクラウン（図43）などを選択することで、患者が自ら装置を着脱することができ、容易なメインテナンスを可能としたブリッジ。

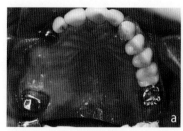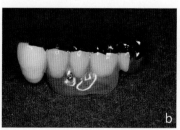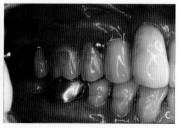

図43（a）7 3|に装着されたコーヌステレスコープクラウンの内冠
（b）7 3|に支台装置としてコーヌステレスコープクラウンの外冠、6 5 4|に有床型ポンティックを適応した可撤性ブリッジ
（c）装着状態。内外冠が適合し、維持と支持を発現する。

⑤ 技工操作

　ブリッジは主として、ワックスパターンを金属に置き換える鋳造法により製作される。連結部をポンティックおよび支台装置と一体としてワックスアップ後に鋳造するワンピースキャスト法（**図44**）と、より高い適合精度を求めて構成要素を別々に鋳造し、ろう付けにより一体化させるろう付け法（**図45**）がある。また、近年ではCAD/CAM技術が進化したため、大型のブリッジもろう付け法を適応せず、良好な適合が得られるようになった。

ワンピースキャスト法
ろう付け法
CAD/CAM

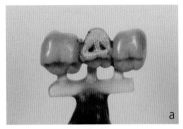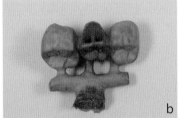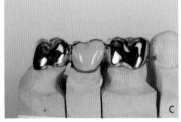

図44（a）作業用模型上から取り外したワックスパターン。スプルーイングが終了している。
（b）ワックスパターンが金属に置き換えられた状態。各構成要素が一体として鋳造されている。
（c）最終研磨が終了したブリッジ。ポンティックは金属使用量軽減の目的でレジンにより前装されている。

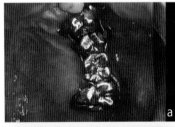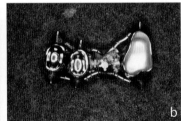
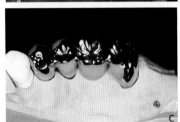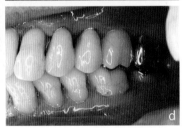

図45（a）分割して製作した支台装置とポンティックを試適し、口腔内でレジンにより固定した状態。石膏で位置決めする（石膏コア）場合もある。
（b）ろう付け前の支台装置とポンティック。
（c）ろう付け後にレジンを前装して完成した可撤性ブリッジ。
（d）口腔内装着状態。

（花谷重守）

Column

レクロン刀

　ワックスパターン形成の際に用いる器具の一つにレクロン彫刻刀がある[1]。これは米国の歯科医師 Le Cron がポーセレンインレーの製作のために開発したもので、1910 年代のアメリカの書籍にも Le Cron carver の記載がみられる[2]。「レグロン彫刻刀」と表示されていることも多いが、人名 Le Cron に由来するので正しくは「レクロン彫刻刀」である。

1) 一般社団法人　全国歯科衛生士教育協議会　監修：歯科衛生学辞典　第1版, 永末書店, 京都, 2019.
2) Ash's Quarterly Circular (1910), 784.

（古地美佳）

第4章 やってみよう

以下の問いに○×で答えてみよう（解答は巻末）
1. 鋭利な探針を用いて実質欠損を認めないエナメル質表面を触診する。
2. う蝕象牙質内層を徹底除去する。
3. 直接法レジンコアでは来院回数が間接法より多くなる。
4. ファイバーポストは審美的な補綴処置の際に有効である。
5. メタルコアの接着にはシラン処理が有効である。
6. ブリッジは部分床義歯と比較して歯の切削量が多い。
7. ブリッジは部分床義歯と比較して清掃性が良い。
8. ブリッジの構成要素は支台歯、ポンティック、連結部である。
9. キーアンドキーウェイは可撤性ブリッジに用いられる。
10. 鞍状型ポンティックは固定性ブリッジに適応である。
11. 半固定性ブリッジは必要に応じて取り外すことができる。

第5章
有床義歯の構造と技工操作

1．有床義歯

5

おぼえよう

❶ 全部床義歯は粘膜負担の義歯に分類される。

❷ 部分床義歯は歯根膜負担、粘膜負担、歯根膜粘膜負担の義歯に分類される。

❸ 部分床義歯は義歯の支持、把持、維持の機能を有する。

❹ 部分床義歯は歯の欠損様式に応じて中間義歯、遊離端義歯、複合義歯に
分類される。

❺ 即時義歯とは、抜歯前に義歯を製作しておき、抜歯後にただちに装着する義歯をいう。

❻ 顎義歯とは、栓塞部（オブチュレーター）等を含む特殊な義歯をいう。

1 ｜ 有床義歯

❶ 目的

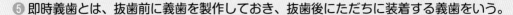

　歯がなくなることにより損なわれた機能や、形態そして審美性の回復を図る
ために歯科補綴治療は行われる。これにより患者は社会活動への積極的な参加
が可能となり、口腔のみならず身体的かつ精神的な豊かさ、すなわち生活の質
（QOL：quality of life）の向上を達成することができる。特に高齢者では、口
腔機能の低下が日々の食生活に及ぼす影響は大きい。これまでの加齢研究から、
タンパク質摂取量や運動量の減少は、筋肉の合成に支障をきたし、高齢者の筋

肉量の減少や筋力の低下を引き起こすとされている。これを原因とする歩行速度低下など、身体能力の減弱や、握力などの筋力低下はフレイルティの主症状とされ、その早期発見による転倒予防が、寝たきり予防となることから、健康寿命の延伸にも大きく貢献すると考えられている。さらに、歯科補綴治療による機能回復と同様に、広く国民の健康維持のために重要とされているのが口腔からの感染予防であり、オーラルフレイル予防と同様に、この活動における歯科衛生士の役割は重要と考えられている。

　一方、近年日本人の口腔管理意識の向上により喪失歯数は減少している。ところがそれでも高齢者では加齢に伴い喪失歯数は増加している（図1）。これにより食べる、話をするなど日常の活動に障害が生じ、この問題解決のため歯科補綴治療が行われる。歯の喪失により口腔内はさまざまな様相を呈する。特に有床義歯による歯科補綴治療で難しいとされているのは、高度に顎堤が吸収している症例である（図2）。このような症例では、歯の喪失とともに失った歯槽骨を有床義歯によって回復しなくてはならない。さらに、高度に下顎の顎堤が吸収した症例では、オトガイ神経が通るオトガイ孔が歯槽頂部に開口し、咬合することによりその部位が義歯により圧迫され、口唇にしびれや疼痛を訴えることがある。そのため、神経への対応が必要となる（図3、4）。このように有床義歯は歯だけではなく、歯槽骨を含めた失われた口腔内の多くの組織回復を目的とすることから、人工臓器であると言われている。

<aside>
フレイルティ[1]

frailty 日本語訳としては「フレイル（虚弱）」が用いられる。健常な状態と要介護状態の中間の状態とされ、適切な支援により健常な状態に戻りうる状態であるとされる。
</aside>

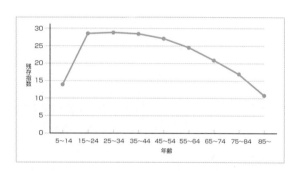

図1　8020推進運動などの国民への啓蒙活動により、口腔衛生管理に対する意識は向上したが、加齢に伴い残存歯数は減少する。

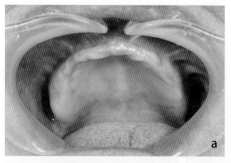
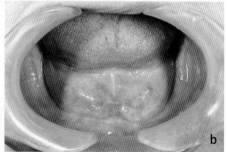

図2　無歯顎患者の口腔内写真　(a) 上顎、(b) 下顎
上下顎無歯顎患者の口腔内。上顎前歯部唇側および下顎顎堤の吸収が顕著に認められる。

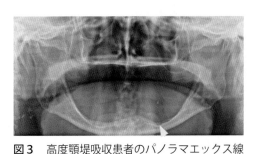

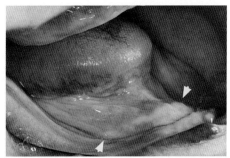

図3　高度顎堤吸収患者のパノラマエックス線写真
歯の喪失時の状況や加齢に伴う下顎歯槽骨の高度吸収により、オトガイ孔（矢印）が顎堤頂上に開口している。

図4　高度顎堤吸収した患者の口腔内写真
図2の口腔内。下顎左右側小臼歯相当部の顎堤吸収は著しく、顎骨上面にオトガイ孔（矢印）が開口していることがある。

　有床義歯には部分床義歯（**図5**）、全部床義歯（**図6**）さらに特殊な機能を有する義歯があるが、主たる特徴として、患者自身が自由に着脱できることが挙げられる。部分床義歯は1歯欠損から1歯残存までの症例に使用され、全部床義歯は残存歯が全くない症例に使用される。また最近では、残っている歯根を利用し、そこに磁石を活用して、その吸着力で義歯を安定させるという磁性アタッチメントを利用した全部床義歯形態のオーバーデンチャー（**図7**）や、人工歯根を利用したインプラントオーバーデンチャーのような特殊な義歯も多くなっている。

　有床義歯では咬む、食べる際に生じる咬合、咀嚼圧を歯が負担することもあるが、歯のない部分においては顎堤粘膜で負担する。また、部分床義歯では義

> **インプラントオーバーデンチャー[2]**
>
> インプラントを植立して支台として用いることにより、その上に義歯を装着する。維持、支持をインプラントだけでなく、義歯床による粘膜負担も期待できる。

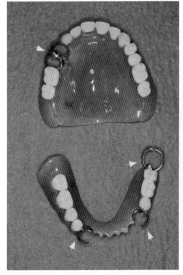

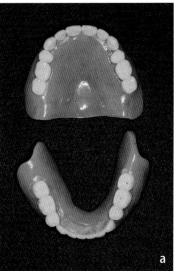

図5　上下顎部分床義歯
残存歯に維持装置としてクラスプ（矢印）を利用した上下顎部分床義歯症例

図6　上下顎無歯顎患者の義歯（a）研磨面、（b）粘膜面
上下顎全部床義歯。歯列だけでなく、失われた歯槽骨も再現している。

歯が動かないようにするための維持力をクラスプなどで残存歯に求めることが多い（**図5**）。そのため、残存歯の管理はとても重要となる。さらに全部床義歯では、維持力を唾液による吸着力を活用することより獲得しているため[2)]、唾液の分泌を口腔内において十分確保することが大切となる。このような観点から、日々のブラッシングや義歯清掃などによる口腔衛生環境の整備が重要であり、歯科衛生士は、この点に十分配慮しなくてはならない。

　このように、適切な有床義歯を装着し、機能、形態および審美性の回復を行うことにより、咀嚼障害、嚥下障害、発音障害、審美障害を回避し、適切な口腔管理の下でより高いQOLを得るために有床義歯による治療は行われる（**図8**）。

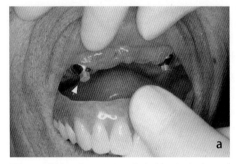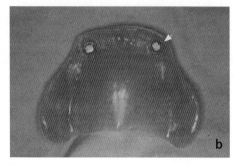

図7　磁性アタッチメントを利用したオーバーデンチャー
（a）義歯に磁石（矢印）を埋め込む前に支台歯の金属に磁石を試適しているところ。（b）義歯の内面に磁石（矢印）が設置された状態。

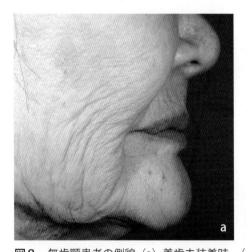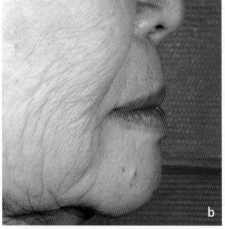

図8　無歯顎患者の側貌（a）義歯未装着時、（b）義歯装着時
（a）口元の審美性の回復を主訴として来院した患者の側貌。（b）新製義歯を装着した状態。口元の豊隆が回復されている。

Column

「ビスフォスフォネート製剤と顎骨壊死」について

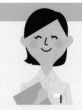

　最近、骨粗鬆症治療に対する第一選択薬であるビスフォスフォネート製剤（以下BP製剤）を使用している人が多い。さらに、そのほかにもがん患者や骨量が減少する疾患に対しても有効な治療法として使用されている。しかし、歯科治療ではこの処方に十分な注意を払う必要がある。それはBP製剤使用者に対して抜歯など顎骨に刺激を与える治療を行うと、顎骨壊死、疼痛、腫脹、排膿、オトガイ部の知覚異常（ビンセント〈Vincent〉症状）等の諸症状を発症するおそれがあるからである。

　そのため、この薬剤の処方が必要な患者には、顎骨の諸症状の発生を防ぐ最善の方法として、口腔衛生状態を良好に保つことと、定期的な歯科検診等により口腔内の管理を徹底することは当然であるが、歯科治療は可能なかぎりBP製剤による治療開始前に完了し、歯周組織の状態を良好にしておくことが大切である。それが難しい場合は、BP製剤による治療を抜歯部位の粘膜形成完了後（14〜21日）、あるいは骨が十分に治癒するまで延期することが望ましいとされている。さらに歯科的処置に際しては、かかりつけ医師との連携が必須となる。

参考
・日本口腔外科学会　ビスフォスフォネート系製剤と顎骨壊死
・ビスフォスフォネート関連顎骨壊死検討委員会：ビスフォスフォネート関連顎骨壊死に対するポジションペーパー（改訂追補2012年版）

（飯沼利光、伊藤智加）

文献
1) 日本老年歯科医学会 編：老年歯科医学用語辞典, 第2版, 医歯薬出版株式会社, 東京, 2016, 258.
2) 市川哲雄, 大川周治, 平井敏博, 細井紀夫 編：無歯顎補綴治療学, 第3版, 医歯薬出版, 東京, 2016, 295-302.

② 種類

1）全部床義歯

　全部床義歯は部分床義歯とは異なり、上顎または下顎のすべての歯を喪失した無歯顎症例に対して適応される有床義歯であり、総義歯やコンプリートデンチャーとも呼ばれる[1]。義歯に加わる咬合圧の負担様式による分類では、粘膜負担義歯に相当する。全部床義歯は人工歯と義歯床から構成され、義歯の支持、維持、安定の機能を有する点が特徴である。

　歯や義歯の咬合力による義歯の沈下に抵抗する作用を義歯の支持という。このことから、義歯に加わる咬合圧や咀嚼圧などの機能圧は義歯床を介して、義歯床下に存在する顎堤粘膜と歯槽骨が負担し支えている。これを粘膜負担（粘膜支持）という。全部床義歯の床下組織は、外的刺激や加齢に伴う生理的現象によって変化が生じるため、支持となる顎堤形態は、全部床義歯装着者の咀嚼

支持

粘膜負担

機能に影響を与える。また、義歯床面積が大きいほど義歯床粘膜面と顎堤粘膜が接触する面積は大きくなることから、下顎に比べて上顎の全部床義歯では機能時の負担能力が大きい。

義歯に加わる離脱力に抵抗する作用を維持という[1]。全部床義歯を口腔内へ装着後、義歯の維持を得るためには、上下顎の顎堤粘膜上の解剖学的指標（ランドマーク）と呼ばれる部位を義歯床辺縁で被覆する必要がある。義歯の維持が獲得されるためには、義歯床粘膜面と顎堤粘膜とが緊密に適合していることが重要である。全部床義歯の維持力は、① 唾液による物理的維持力（義歯床粘膜面と顎堤粘膜の界面に介在する唾液の"ぬれ"効果により生じる密着性、吸着性と界面張力）、② 陰圧による物理的維持力（義歯床辺縁から義歯床粘膜面と顎堤粘膜面の界面に空気が入らないように義歯全周にわたり辺縁封鎖を図ることで獲得される陰圧効果）、③ 筋圧による生理的維持力（口腔内における上顎と軟口蓋、下顎と口腔底、舌、口唇および頬による筋圧）、④ 解剖学的条件による維持力（顎堤弓の大きさ、顎堤の形態、口蓋の深さ、骨隆起、義歯床下粘膜の硬さ、厚さ）に分けられる[2]。

一方、全部床義歯が安静時と機能時に動揺、離脱が生じないためには、義歯の機能である安定が重要である。全部床義歯が安定するためには、咬合がかかわっており、上下顎臼歯部人工歯が咬頭嵌合する下顎位では安定しており、さらに左右側方滑走あるいは前方滑走運動時には義歯が離脱することがないようにバランスのとれた咬合接触関係として人工歯が排列されている必要がある[2]。これにより、全部床義歯は動揺による義歯床の離脱が抑制され、義歯が安定する。

さらに、口腔内において全部床義歯の維持、安定が獲得される重要な要件としては、義歯装着時には周囲軟組織（舌、口唇および頬など）と調和した義歯床辺縁の長さ、義歯床研磨面形態、人工歯排列が挙げられる。人工歯排列位置については、詳しくは後述するが、前歯部ではリップサポート（口唇支持）、臼歯部では舌、頬圧の筋群との調和が求められる。さらに、機能運動時における義歯床縁周囲を構成する筋群内に調和したデンチャースペース（ニュートラルゾーン）に、人工歯排列および義歯床研磨面の位置と形態が一致している必要がある。

これらのことから、無歯顎患者に対して補綴歯科治療を行うことは、咀嚼機能のみならず、口元を含む顔貌の審美性や会話というコミュニケーションにはとても大切なことが理解できる。

2）部分床義歯

部分床義歯は、歯列内の部分的な歯の喪失と、それに伴って生じた歯周組織や歯槽突起の実質欠損の補綴を目的として、残存歯またはインプラントを支台とする有床可撤方式の義歯である。1歯欠損から1歯残存に至るあらゆる欠損の症例に適応され、多様性に富む。その適応範囲は非常に広く、同じ欠損様式

維持

安定

でも支台装置を含む設計はいく通りも考えられる。局部床義歯、パーシャルデンチャーとも呼ばれる[1]。

　歯列内の歯が部分的に欠損した欠損歯列症例では、以下の欠損様式に分類される[3]。欠損部の近遠心両側に歯が存在するものを中間欠損と呼び（図9）、このような欠損様式に対して設計される義歯を中間義歯という。

　一方、欠損部の遠心側に歯が存在しないものを遊離端欠損と呼び（図10）、このような欠損様式に対して設計される義歯を遊離端義歯という。臨床の場では、多数歯欠損により欠損部両側支台歯の機能圧負担能力の限界を超えるような欠損範囲が長い中間欠損や遊離端欠損が複合したものを複合欠損と呼び、このような欠損様式に対して設計される義歯を複合義歯という（図11）。歯根膜と顎堤粘膜の両者に咬合力、咀嚼力を負担させる設計とした歯根膜粘膜負担（歯根膜粘膜支持）と呼ばれる負担様式の部分床義歯が多く認められる（図12a～c）。

　部分床義歯は、前述の全部床義歯とは異なり、支台歯となる残存歯と顎堤粘膜部への機能運動時の負担様式（歯根膜負担、粘膜負担、歯根膜粘膜負担）を考慮した診断と設計が重要である。したがって、歯科医師は治療計画を立案するうえで多くのことを考慮しておかなければならない。同時に、歯科衛生士には、義歯の支台歯となる残存歯の歯周組織状態や、複雑な構造を有する部分床義歯に対する知識と口腔衛生管理の重要性を理解しておくと同時に、患者への指導を行う重要な役割があることを認識しておく必要がある。部分床義歯の構造の特殊性については、① 支持、把持、維持機能を有効に活用した義歯の動揺の最小化、② 義歯やフレームワークの剛性、③ 口腔衛生と義歯の衛生面、④ 加齢に伴う生体組織の変化に対する追従性への配慮が求められている[4]。

中間欠損

遊離端欠損

複合欠損

歯根膜粘膜負担

歯根膜負担
機能時に補綴装置に加わる力を歯根膜のみに負担させることを指し、そのように設計された義歯を歯根膜負担義歯という。

把持
義歯に加わる水平方向からの側方力に抵抗する作用を指す。

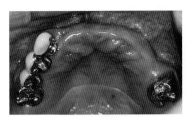
図9　上顎中間欠損症例

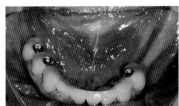
図10　下顎遊離端欠損症例

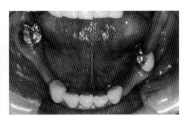
図11　下顎複合欠損症例

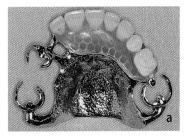
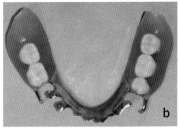
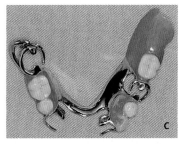
図12　（a）上顎中間欠損症例に対する部分床義歯（金属床義歯）、（b）下顎遊離端欠損症例に対する部分床義歯（金属床義歯）、（c）下顎複合欠損症例に対する部分床義歯（金属床義歯）

　これらのことから、欠損歯列症例に対して部分床義歯を装着することは、残存組織の保護、継発疾患への予防、機能性、審美性、心理的側面を改善、回復するうえで重要である。

3）特殊な義歯

　最終義歯を装着するまでの間には、審美性や機能性（咀嚼、構音）を保つ治療法、咬合や義歯床下粘膜に対する治療法が必要となる場合がある[1]。そこで、これらの目的を達成するために、ある一定期間、義歯を使用する必要がある。

　一方、腫瘍、外傷、炎症、先天性の形成不全などが原因で生じた顔面または顎骨とその周囲組織の欠損部を、非観血的あるいは観血的処置との併用により顎補綴装置で修復し、損なわれた機能と形態の改善、回復を図ることを顎顔面補綴という[1]。

（1）即時義歯

　抜歯前に、印象採得、咬合採得を行い、模型上にて抜歯予定部位を削合調整し、抜歯後ただちに装着される義歯をいう[1]。即時義歯は、通常の義歯製作過程とは異なり、ろう義歯の試適を行わずに完成義歯の装着を行う。義歯装着後は、定期的な経過観察を行い、歯槽骨の吸収状態に応じて、リラインが必要になる[2]。**図13** に即時義歯の症例を示す。抜歯後に抜歯窩の治癒を待って義歯を製作すると、審美性および咬合、咀嚼機能に影響をきたすことが予測される。そのため、あらかじめ抜歯後の顎堤形態を想定した作業用模型上にて義歯を製作して完成させておき、抜歯と同日に義歯を装着した。

（2）顎補綴装置

　上顎の顎欠損症例の場合には顎欠損部を閉鎖することが主目的となる。この場合、栓塞部（オブチュレータ）が付与された顎義歯が適応される（**図14**）。

　下顎において、下顎骨の一部が欠損していても連続性が保持されている下顎骨辺縁切除症例の場合には、通常の義歯に準じた補綴歯科治療が適応される。しかし、下顎骨区域切除後の非再建症例では、下顎骨の連続性が損なわれるために残存下顎骨は手術側への偏位が生じる[2]。この場合、下顎を咬頭嵌合位に導き咬合支持域を保持する目的で設定した上顎義歯や口蓋床の口蓋側に付与する偏位防止装置をオクルーザルランプ（パラタルランプ）という[1]（**図15**）。

　一方、腫瘍などにより舌あるいは舌可動領域の軟組織切除術により舌の運動機能障害が生じた場合には、この障害を補うために上顎に装着する補綴装置を舌接触補助床という[1]（**図16**）。本補綴装置は、義歯あるいは口蓋床の口蓋部を肥厚させていることが特徴であり、口蓋側へ舌の接触を付与することで舌圧が向上し、咀嚼、嚥下、構音などの口腔機能改善を図ることが可能となる。

　このように、顎補綴装置は腫瘍手術等により失われた形態と機能を改善、回復するだけでなく、患者の心理面の回復、ひいては全身の健康状態の延伸に寄与する重要な位置づけといえる。

顎補綴装置

腫瘍、外傷、炎症、先天奇形などが原因で、顎骨とその周囲組織に生じた欠損に対し、顎口腔の失われた機能と形態の回復を図ることに用いられる補綴装置を指す。

即時義歯

栓塞部

顎義歯

顎補綴装置の一つであり、人工歯を備え、義歯に準じた形態と機能を有する補綴装置を指す。上下顎の顎欠損を補塡する場合には、栓塞部（オブチュレータ）を備えている。

オクルーザルランプ

舌接触補助床

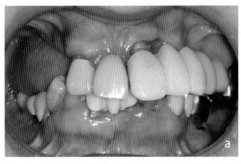
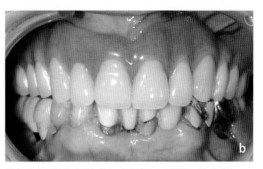

図13　（a）即時義歯症例。抜歯前の口腔内状態。（b）即時義歯を装着した口腔内状態。抜歯前の審美性や咬合関係が保持できている。

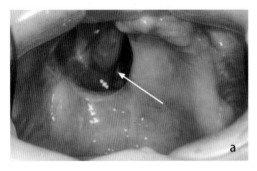
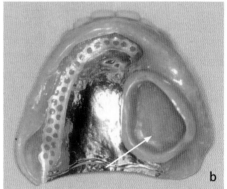

図14（a）上顎骨部分切除の症例。右側上顎骨の部分切除により、口腔と鼻腔、副鼻腔が交通している（矢印）。
（b）天蓋開放型栓塞部（矢印）が付与された上顎顎義歯の粘膜面観

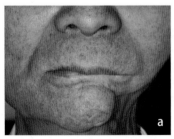
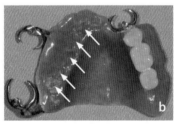
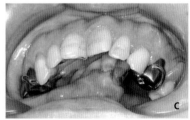

図15（a）下顎左側区域切除後の顔貌所見（非再建症例）。（b）下顎残存歯を右側に誘導するオクルーザルランプ（矢印）を右側に設置した。（c）上顎義歯装着時。咬合時には、下顎歯列は上顎義歯右側口蓋部のオクルーザルランプと咬合している。

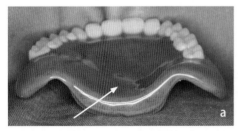
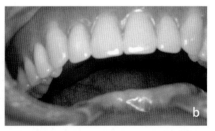

図16（a）上顎全部床義歯の口蓋部研磨面に設置した舌接触補助床（矢印）。義歯口蓋部は肥厚している。
（b）舌接触補助床を装着した口腔内状態。再建手術が施された舌と舌接触補助床が接触している。

（武部　純、小島規永）

文献
1）日本補綴歯科学会 編：歯科補綴学専門用語集, 第5版, 医歯薬出版, 東京, 2019.
2）市川哲雄, 大川周治, 平井敏博, 細井紀雄 編：無歯顎補綴治療学, 第3版, 医歯薬出版, 東京, 2016, 50-54, 277-281, 287-292.
3）三谷春保[原著], 赤川安正, 岡崎定司, 志賀　博, 横山敦郎 編：歯学生のパーシャルデンチャー, 第6版, 医歯薬出版, 東京, 2018, 77-79, 83-85.
4）武部　純ほか：クリニカル 欠損歯列症例におけるパーシャルデンチャーの基本的事項と設計, 日歯医師会誌 70：636-644, 2017.

③ 構成要素

1）各種構成要素の名称

全部床義歯は義歯床、人工歯、部分床義歯は義歯床、人工歯、支台装置、連結子で構成される（**図17、18**）。

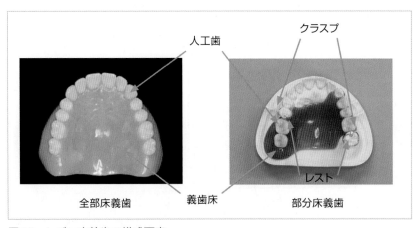

図17　レジン床義歯の構成要素

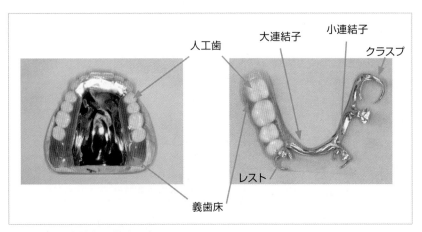

図18　金属床義歯の構成要素

（1）**支持**：沈下（沈み込み）に抵抗する作用。

（2）**把持**：水平移動（横揺れ、回転）に抵抗する作用。

（3）**維持**：離脱（浮き上がり）に抵抗する作用。

2）役割と機能

（1）義歯床（denture base）（図19）

人工歯や支台装置を保持し、失われた組織の形態を回復する。また、人工歯で受けた咬合圧を粘膜や支台歯に伝達する役割を果たす。

（2）人工歯（artificial teeth）（図20）

欠損した天然歯の代用として使用される。SPA要素（性別、性格、年齢）や顔の輪郭などを参考にシェード（色調）とモールド（形態）を決定する。材質により陶歯、レジン歯、硬質レジン歯、金属歯に分類される。

（3）支台装置（retainer）

義歯の維持、安定にかかわる残存歯を支台歯、支台歯と義歯を連結する装置を（可撤性）支台装置と呼ぶ。

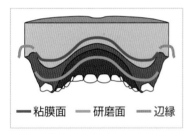

図19　義歯床の名称

―粘膜面　―研磨面　――辺縁

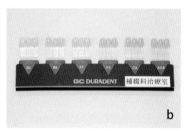

図20（a）人工歯のモールドガイド、（b）人工歯のシェードガイド

I. クラスプ

最も代表的な支台装置であり、ほとんどのクラスプが支持、把持、維持を担う（図21）。

① 製作方法による分類

a. キャストクラスプ（鋳造鉤）（図22）

鋳造して（金属を融解し、型に流し込む）製作する。

b. ワイヤークラスプ（線鉤）

クラスプ用に加工された金属線を屈曲して製作する。

c. コンビネーションクラスプ（図23）

維持腕のみワイヤークラスプを使用し、他の構成要素は鋳造で製作する。

② クラスプ形状による分類

a. 環状鉤

鉤腕が支台歯の歯冠を取り囲み歯冠の咬合面側より鉤腕が走行する。エーカース（Akers）（**図22**）、リング、ヘアピン、双子鉤、バックアクション、リバースバックアクションなどがある。

b. バークラスプ

義歯床または連結子から鉤腕が歯槽部を横走し、支台歯の歯肉側からアンダーカットに入るように走行する。RPI（**図24**）やローチ（Roach）などがある。

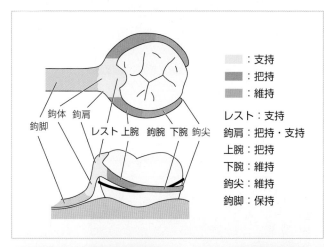

図21 エーカースクラスプの各部の名称と機能

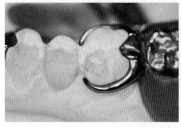

図22 キャストクラスプ（環状鉤、エーカースクラスプ）

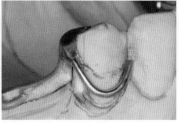

図23 コンビネーションクラスプ
鋳造クラスプとワイヤークラスプを組み合わせる。

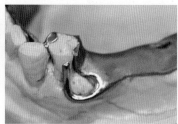

図24 RPIクラスプ
近心レスト（R）、プロキシマルプレート（P）、Iバー（I）から構成される。

II. アタッチメント

メール（雄部）とフィメール（雌部）から構成され、一方を支台歯に固定し、他方を義歯に取り付け、嵌合することにより支持、把持、維持機能を発揮する。

① アタッチメントの分類

　a. 歯冠外アタッチメント（図25）

　b. 歯冠内アタッチメント（図26）

　c. 根面アタッチメント（スタッドアタッチメント）（図27、28）

　d. バーアタッチメント（図29）

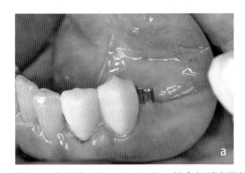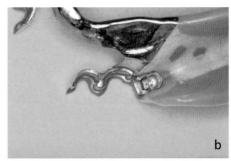

図25　歯冠外アタッチメント：接合部が歯冠外に設置されている。
（a）歯冠外アタッチメントに設置されたメール、（b）義歯内に設置されたフィメール

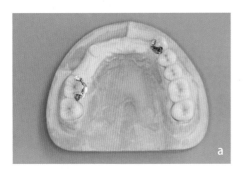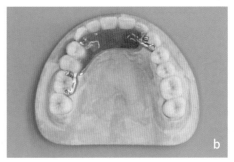

図26　歯冠内アタッチメント：接合部が歯冠内に設置されている。
（a）歯冠内に設置されたフィメール、（b）装着された状態

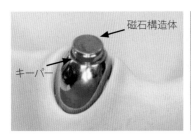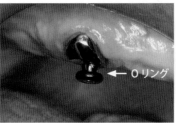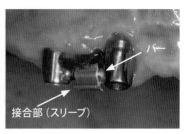

図27　根面アタッチメント（磁性アタッチメント）
義歯側に磁石構造体、支台歯にキーパーを設置する。

図28　根面アタッチメント（Oリングアタッチメント）
義歯側に設置するOリングの機械的嵌合によって維持力を発揮する。

図29　バーアタッチメント
2本以上の支台歯をバーで連結し、義歯側にスリーブなどを装着して機械的維持を図る。

III．レスト（rest）（図30）

支台歯に付与されたレストシート上に設置され、主として義歯の沈下を防止する。その他にも、義歯に加わる機能圧の支台歯への伝達、咬合接触の回復、義歯を定位置に保持する、義歯の横揺れ防止、食片圧入の防止、支台歯の離開防止などの機能を有する。

IV．隣接面板（proximal plate）（図31）

支台歯に付与されたガイドプレーンと接触することによって義歯の水平的な動きを防止する。クラスプ鉤腕の拮抗作用、不潔域の減少、複数面の設置により義歯の維持、安定の向上、食片圧入の防止などの機能を有する。

V．フック、スパー

主として遊離端義歯の沈下や離脱を防止するために設置される補助支台装置（図32）。

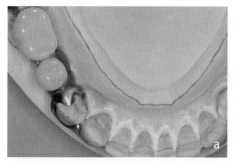

図30　（a）レスト、（b）レストシート

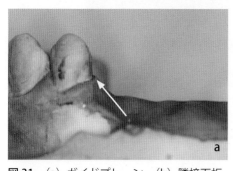

図31　（a）ガイドプレーン、（b）隣接面板

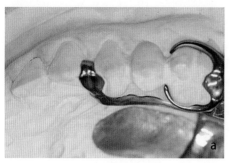
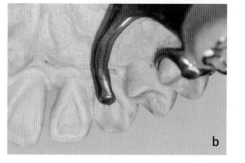

図32　（a）フック、（b）スパー

VI. 連結子（図33、図34）

　金属床義歯に用いられる構成要素で、義歯床と義歯床、義歯床と間接支台装置を連結する大連結子（major connector）と支台装置を義歯床や大連結子に連結する小連結子（minor connector）に分類される。

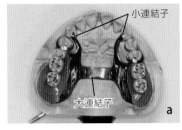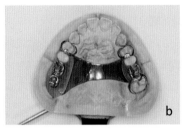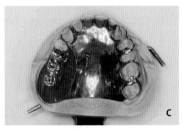

図33　上顎大連結子の種類
（a）パラタルバー、（b）パラタルストラップ、（c）パラタルプレート

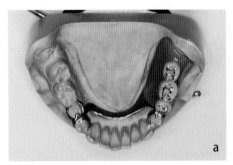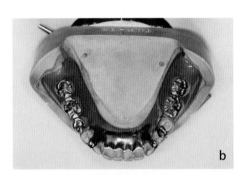
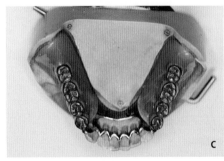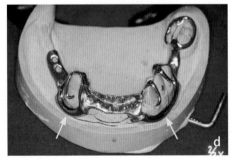

図34　下顎大連結子の種類
（a）リンガルバー、（b）リンガルプレート、（c）ケネディー（Kennedy）バー、（d）外側バー

3）特殊な義歯

① テレスコープ義歯（図35）

　アタッチメントの一種であり、支台歯に装着される内冠と義歯に付与される外冠から構成される。内冠と外冠の摩擦力によって維持が得られる。

② 金属床義歯（p.67 図18）

　フレームワークと呼ばれる一塊の鋳造体が用いられる。剛性（曲げに対する力）が高い、義歯を薄くできる、熱の伝導性がよい、プラークが付着しにくいなどの利点がある。

③ オーバーデンチャー（図36）

　残存歯の歯根またはインプラントを被覆する形態の義歯の総称。歯槽骨の吸収を防止、歯根膜感覚（咀嚼感）の保全、アタッチメントの利用による維持機能、支台歯の側方圧軽減など多くの利点がある。

④ ノンメタルクラスプデンチャー（図37）

　弾性の高い熱可塑性樹脂を射出成型することにより製作される。金属製のクラスプを使用しないため、審美性に優れているが、義歯全体の剛性が低いため、支台歯や粘膜への負担圧の偏在を起こしやすい。

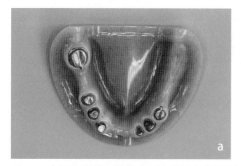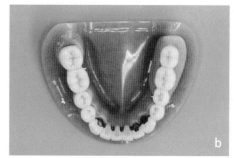

図35　（a）支台歯に装着された内冠、（b）テレスコープ義歯

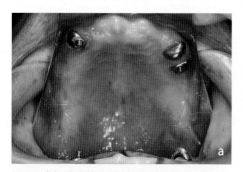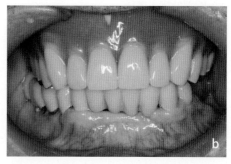

図36　（a）支台歯に装着されたアタッチメント、（b）コンプリートオーバーデンチャー

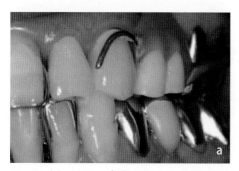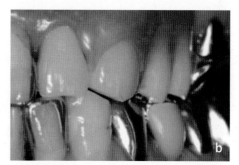

図37　（a）クラスプデンチャー、（b）ノンメタルクラスプデンチャー

④ 技工操作

治療内容と技工操作の流れを以下に示す（**表1**）。

表1 有床義歯の治療内容と技工操作の流れ（青字は金属床義歯、赤字はレジン床義歯の工程）

	治療室における治療内容	技工室における技工操作
①	既成トレーによる概形印象	研究用模型製作 基本設計 個人トレーの製作
②	前処置 精密印象採得	作業用模型の製作 咬合床の製作
③	咬合採得 人工歯の選択	作業用模型の咬合器装着 人工歯排列
④	ろう義歯試適	**支台装置の製作（部分床義歯）** **レジン床義歯の完成** 耐火模型、フレームワーク製作
⑤	**レジン床装着** フレームワーク試適	金属床義歯の完成
⑥	金属床義歯装着	

1）製作術式

（1）印象採得に必要な技工操作

① 研究用模型（スタディモデル）（図38）

　残存歯と欠損部顎堤の検査、治療計画の立案、患者説明などに用いられるだけでなく、義歯の基本設計および個人トレーが製作される。

　個人トレーは印象材の厚みを一定にできる、筋圧形成により床縁形態や位置を決定できる、選択的な加圧印象ができるなど精密な機能印象を可能にする。

② 作業用模型（図39）

　義歯構成要素の製作に用いられる。

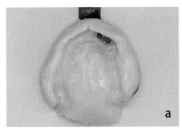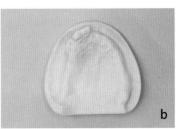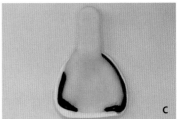

図38 （a）既成トレーによる概形印象、（b）研究用模型（硬質石膏）、（c）個人トレー

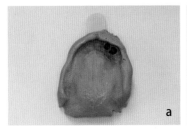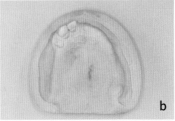

図39　個人トレーによる（a）精密印象採得、（b）作業用模型（超硬質石膏）

（2）咬合採得に必要な技工操作

① 咬合床（図40）

作業用模型は咬合採得後に咬合器装着される。無歯顎や残存歯により咬合が安定しない場合には咬合床を製作する。

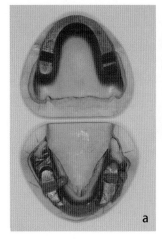
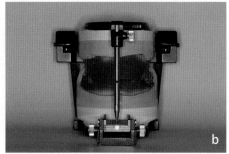

図40　（a）咬合床、（b）咬合器装着

（3）支台装置の製作

作業用模型にはサベイヤーを用いて、顎堤と残存歯のアンダーカットの有無や量を測定し、適切な着脱方向を決定した後、義歯の設計が行われる。鋳造鉤（図41）はパターンを埋没・鋳造することによって製作され、作業用模型を複印象して製作された耐火模型上でワックスアップする方法（図42）と常温重合レジンを用いて作業用模型で直接パターンを成形する方法がある（図43）。線鉤は既成のクラスプ用金属線を作業用模型上で適合させながら屈曲する。

サベイヤー

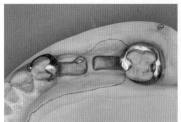
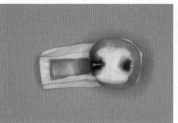

図41　鋳造鉤（キャストクラスプ）

図42　耐火模型上でのワックスアップ

図43　作業用模型上で製作されたクラスプパターン

（4）ろう義歯の製作（図44）

咬合器上でろう堤に人工歯の排列を行う。また、歯肉の形態は唇側では解剖学的形態を再現し、舌側では発音や舌房の確保など機能性を考慮する。

（5）フレームワークの製作（図45）

作業用模型上に描記された設計線に従ってブロックアウト、リリーフなどの処理をした後、複印象によって耐火模型を製作する。耐火模型上にフレームワー

クの形態をワックスアップし、型ごと埋没した後に鋳造製作する。

（6）埋没、重合、形態修正、研磨

ろう義歯の床部分をアクリルレジンに置き換えた後、形態修正と研磨によって完成する。

① 加熱重合型（図46）

作業用模型とろう義歯を専用のフラスクに埋没し、人工歯や支台装置を固定する。ろうを溶解、除去した（流ろう）後、混和したレジンを使用して、圧をかけながら塡入し、加熱（乾熱、湿熱、マイクロウェーブなど）によって重合する。

② 流し込みレジン法（図47）

ろう義歯にスプルー線を植立し、シリコーンゴムなどで被覆する。流ろうした後に常温重合レジンを流し込み、加圧、重合する。

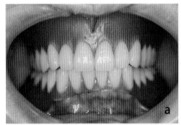
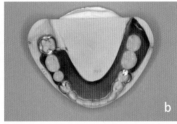

図44　ろう義歯
（a）全部床義歯、（b）部分床義歯

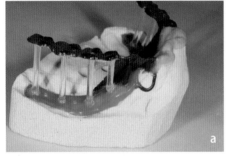
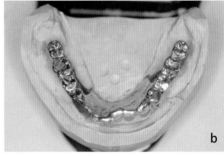

図45　（a）耐火模型でワックスアップされたフレームワーク、（b）鋳造されたフレームワーク

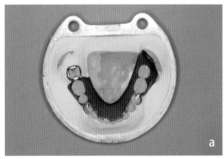
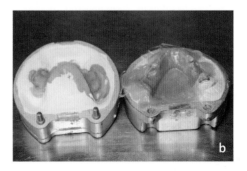

図46　加熱重合レジン
（a）フラスクへの埋没、（b）レジンの塡入

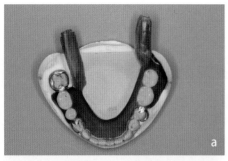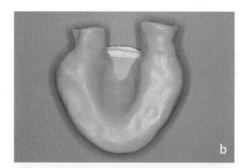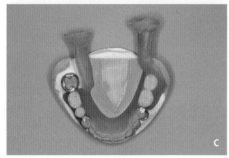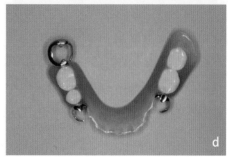

図47 流し込みレジン
（a）スプルーの植立、（b）シリコーンコア、（c）流し込み、重合、（d）レジン床義歯の完成

（大久保力廣、新保秀仁）

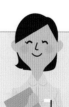

第**5**章 やってみよう

以下の問いに○×で答えてみよう（解答は巻末）

1. 全部床義歯は歯根膜粘膜負担様式の義歯である。
2. 部分床義歯は粘膜負担様式の義歯である。
3. 部分床義歯は遊離端欠損症例に適応できる。
4. 全部床義歯はクラスプによって維持されている。
5. ガイドプレーンは義歯の沈下を防止する。
6. 金属床にはフレームワークが使用される。

第6章

クラウンブリッジ治療の臨床ステップと診療補助

1．クラウンブリッジ　①検査から印象採得

2．クラウンブリッジ　②試適から装着

3．インプラント補綴装置（義歯）

6

おぼえよう

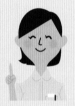

❶ 歯冠部歯質が崩壊し、正常な支台歯形成ができない歯がある。

❷ 支台築造により歯冠部歯質を補い、正常な支台歯とする。

❸ 主に失活歯に適応されるが、生活歯に応用される場合もある。

❹ 支台築造法には直接法と間接法があり、治療回数や使用できる材料が異なる。

❺ 「口腔機能低下症」の診断には口腔機能の検査が必要である。

❻ 高圧蒸気滅菌器はクラスによって被滅菌物が異なる。

1 ｜ クラウンブリッジ　①検査から印象採得

1 検査

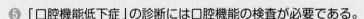

1）口腔機能の検査

　口腔機能は身体的、精神的な健康維持に重要な役割を果たしている。口腔の機能を適切に診断し、機能異常が生じた場合には早い段階で適切な管理や修正回復を行うことが重要である。2018（平成30）年度には「口腔機能発達不全症」と「口腔機能低下症」の病名が新たに健康保険にも導入され、発達不全や機能

低下に対する適切な検査と口腔機能の回復や維持、向上を目的とした医学管理が求められている。

（1）口腔機能発達不全症

小児期において、①「食べる機能」、「話す機能」、その他の機能（呼吸を含む）が十分に発達していないか、正常に機能獲得ができていない。②明らかな摂食機能障害の原因疾患がない。③口腔機能の正常な発達において個人的な、あるいは環境的な原因があり、専門的関与が必要である。このような状態を口腔機能発達不全症という。具体的には、咀嚼や嚥下がうまくできず、構音の異常、口呼吸などが認められる。口腔機能発達不全症のチェックシート（**表1**）の項目C-1～C-12のうち、2つ以上に該当するものを口腔機能発達不全症と診断する[1]。

口腔機能発達不全症

表1　口腔機能発達不全症のチェックシート
（文献1、2より引用改変）

A 機能	B 分類		C 項目	該当項目	指導、管理の必要性
食べる	咀嚼機能	C-1	歯の萌出に遅れがある	☐	
		C-2	機能的因子による歯列、咬合の異常がある	☐	
		C-3	咀嚼に影響するう蝕がある	☐	☐
		C-4	強く咬みしめられない	☐	
		C-5	咀嚼時間が長すぎる、短すぎる	☐	
		C-6	偏咀嚼がある	☐	
	嚥下機能	C-7	舌の突出（乳児嚥下の残存）がみられる（離乳完了後）	☐	☐
	食行動	C-8	哺乳量、食べる量、回数が多すぎたり少なすぎたりムラがある等	☐	☐
話す	構音機能	C-9	構音に障害がある（音の置換、省略、歪み等がある）	☐	☐
		C-10	口唇の閉鎖不全がある（安静時に口唇閉鎖を認めない）	☐	☐
		C-11	口腔習癖がある	☐	☐
		C-12	舌小帯に異常がある	☐	☐
その他	栄養（体格）	C-13	やせ、または肥満である（カウプ指数、ローレル指数で評価）	☐	☐
	その他	C-14	口呼吸がある。	☐	
		C-15	口蓋扁桃等に肥大がある	☐	☐
		C-16	睡眠時のいびきがある	☐	
		C-17	上記以外の問題点	☐	

（2）口腔機能低下症

加齢や疾患などの原因によって口腔機能が複合的に低下している状態を口腔機能低下症という。放置しておくと全身的な健康状態の悪化につながるおそれが高いため、早い段階で適切な管理が必要となる。特に高齢者においては加齢や全身疾患による機能の低下が起こりやすく、生活環境や全身状態に応じた管理が重要となる。口腔衛生状態不良、口腔乾燥、咬合力低下、舌口唇運動機能

口腔機能低下症

低下、低舌圧、咀嚼機能低下、嚥下機能低下の7項目を検査し、3項目以上該当する場合に口腔機能低下症と診断される[2]。

口腔衛生状態不良の検査は視診により TCI（tongue coating index）[3]（**図1**）を用いて、舌苔の付着程度を評価する。TCI が50%以上ならば口腔衛生状態不良とする。

口腔衛生状態不良

口腔乾燥の検査は口腔水分計（ムーカス）（**図2**）を用いて口腔粘膜湿潤度を測定する方法と唾液量を計測する方法（サクソンテスト）がある。

口腔乾燥

咬合力低下の検査は感圧シート（デンタルプレスケールⅡ）（**図3**）を用いて全歯列の総咬合力を測定する。義歯装着者は義歯を装着した状態で検査する。また、口腔内検診により、残根や動揺度3の歯を除いた残存歯数で評価する方法もある。

咬合力低下

舌口唇運動機能低下の検査はオーラルディアドコキネシスを用いる。パ音、タ音、カ音をそれぞれ5秒間繰り返し発音し、1秒あたりの発音回数で評価する。いずれかの音節の1秒あたりの発音回数が6回未満の場合を舌口唇運動機能低下とする。発音回数の計測には自動計測器（健口くんハンディ）（**図4**）を用いるか、電卓などを利用する。

舌口唇運動機能低下

低舌圧の検査は舌圧測定器（JMS 舌圧測定器）（**図5**）を用いて最大舌圧を計測する。最大舌圧が30kPa 未満を低舌圧とする。

低舌圧

咀嚼機能低下の検査はグルコース含有のグミゼリー咀嚼後のグルコース濃度を測定する咀嚼能力検査（グルコセンサー GS-Ⅱ）（**図6**）とグミゼリー咀嚼後の粉砕程度を視覚資料と照合して評価する咀嚼能率スコア法がある。

咀嚼機能低下

嚥下機能低下の検査は嚥下スクリーニング質問用紙 EAT-10（the 10-item eating assessment tool）あるいは聖隷式嚥下質問用紙を用いた方法で評価する。

嚥下機能低下

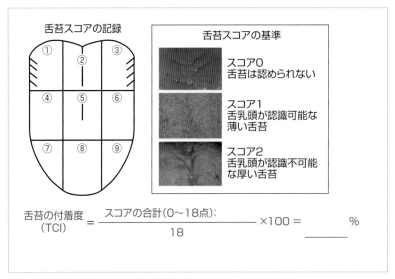

図1　TCI（tongue coating index）法
（文献3より引用改変）

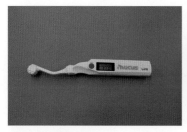 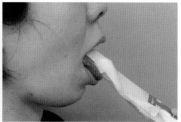

図2　口腔水分計（ムーカス）

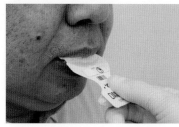 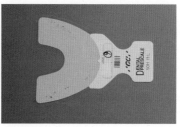

図3　感圧シート（デンタルプレスケールⅡ）
咬合力および咬合機能面積の計測

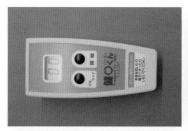 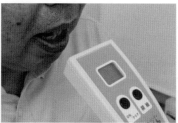

図4　自動計測器（健口くんハンディ）
発音回数記録用

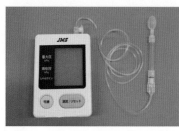 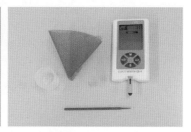

図5　舌圧測定器（JMS舌圧測定
器）

図6　咀嚼能力検査（グルコセン
サーGS-Ⅱ）
グルコース濃度を測定

2）クラウンブリッジ治療の検査

　クラウンブリッジ治療の臨床ステップについては補綴装置の種類により違い
があるが、基本的な内容は次のとおりである。

　①検査、診断、治療計画の立案

　②前処置（口腔外科治療、歯周治療、う蝕治療、歯内治療など）

　③支台築造、支台歯形成

　⑤精密印象採得（作業用模型の製作）

⑥咬合採得、プロビジョナルレストレーションの製作と仮着

⑦口腔内試適、調整、研磨

⑧装着（セメント合着）

⑨術後管理

　まず医療面接により患者の主訴、病歴および症状を聴取する。医療面接の目的には医療情報の収集だけでなく、患者との信頼関係の確立や治療への動機づけも含まれるため、治療計画の立案や治療効果予測に重要となる。口腔外の検査としては、顎口腔機能の病態検査のために顎関節と咀嚼筋の触診や最大開口量の計測、開閉口運動時の顎関節雑音の検査などを行う。より精密な検査として下顎運動路検査や筋電図検査を行うこともある。口腔内の検査としては特に支台歯に対するう蝕や実質欠損の有無など歯冠部の検査、歯髄検査、歯周組織検査、動揺度検査、咬合状態検査が重要となる。また、歯列の状態や欠損部顎堤や粘膜の状態も検査する。検査は問診、視診、触診、聴診、打診のほか、研究用模型を用いた検査、エックス線などの画像検査、各種検査器材を用いた検査が行われる。検査結果と患者の要望を十分把握したうえで、補綴装置の種類や設計などの治療計画が決定される。治療方法については治療の効果だけでなく危険性についても患者に十分説明し、患者の同意を得ることが重要である。クラウンブリッジ治療の効果を高めるために、治療開始前に口腔外科治療、歯周治療、歯科矯正治療、歯内治療、う蝕治療などの前処置が必要となることもある。

（浅沼直樹）

文献
1）日本歯科医学会：口腔機能発達不全症に関する基本的な考え方, http://www.jads.jp/basic/pdf/document_03.pdf
2）日本歯科医学会：口腔機能低下症に関する基本的な考え方, http://www.jads.jp/basic/pdf/document_02.pdf
3）水口俊介ほか：高齢期における口腔機能低下—学会見解論文2016年度版—, 老年歯学, 31：81-99, 2016.

❷ 滅菌器の分類、滅菌の実際

　口腔内で使用する歯科医療機器は、診療時に血液や唾液に曝露されているため、患者ごとに交換し、診療で使用した器具類は、専用機器を使用して洗浄、滅菌処理を行い、院内感染防止対策を講じる必要がある。

　診療用の器具はできるだけディスポーザブル製品を使用し、再利用する器具・器材類は、用手洗浄、超音波洗浄またはウォッシャーディスインフェクター（**図7**）などを用いて十分に洗浄した後、滅菌や消毒を行う[14)]。

　耐熱性のある器具類の滅菌では、高圧蒸気滅菌が一般的であるが、高圧蒸気滅菌器（オートクレーブ）は、欧州規格EN1306でクラス分類され（**図8**）、

滅菌可能な対象物が異なる（**表2**）[3-6]。最近では、あらゆる対象物を滅菌できるクラスB（**図9**）が推奨されているが、一般の歯科診療所で最も普及しているクラスNはミラーやピンセットなどの一般的歯科器具（非包装の固形物）を被滅菌対象物とする。ただし、ハンドピースやバキュームチップ等の中空器材は、滅菌が不完全となりやすいため、内面を十分に洗浄する必要がある[3-6]。

　非耐熱性の器具類は、低温プラズマ滅菌や低温蒸気ホルムアルデヒド（LTSF）滅菌を行うが、設備がない場合は薬液消毒を行う。また、唾液に汚染された印象体なども薬液消毒を行う（**図10**）[1,2,7-9]。

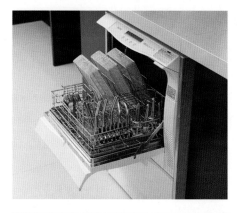

図7　ウォッシャーディスインフェクター

クラスB（Big）：プレポストバキューム方式（反復法）
　あらゆる被滅菌物を滅菌可能

クラスS（Specific）：プレポストバキューム方式（シングル法）
　メーカー特定の製品で非包装の中空物、包装された固形物の滅菌

クラスN（Naked）：重力置換式
　非包装の固形物のみ滅菌

図8　欧州規格 EN1306 によるクラス分類

表2　被滅菌物と滅菌器クラス（文献3より改変引用）

被滅菌物		例	クラスB	クラスS	クラスN
固形製品	非包装	バー、ミラー、ピンセット、印象用トレーなど	○	○	○
	包装		○	○	−
中空製品	非包装	ハンドピース、シリンジノズル、バキュームチップなど	○	○	−
	包装		○	△	−
繊維製品	非包装	ガーゼ、ドレープ、衣類など	○	△	−
	包装		○	△	−
チューブ製品		チューブ類	○	−	−
多孔性製品		インプラント用インスツルメントを入れたカストなど	○	−	−

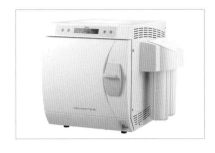

図9 高圧蒸気滅菌器（クラス B）
（ジーシー／バキュクレーブ 31B＋）

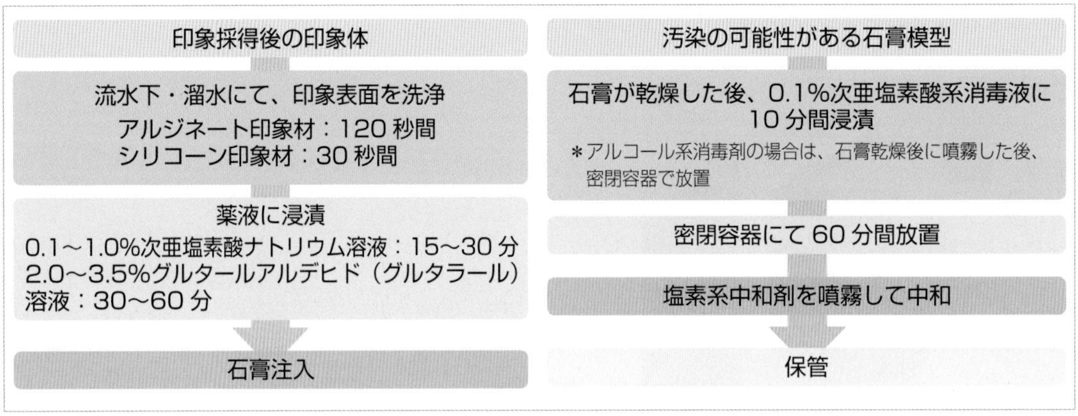

印象採得後の印象体	汚染の可能性がある石膏模型
流水下・溜水にて、印象表面を洗浄 アルジネート印象材：120 秒間 シリコーン印象材：30 秒間	石膏が乾燥した後、0.1％次亜塩素酸系消毒液に 10 分間浸漬 ＊アルコール系消毒剤の場合は、石膏乾燥後に噴霧した後、 密閉容器で放置
薬液に浸漬 0.1〜1.0％次亜塩素酸ナトリウム溶液：15〜30 分 2.0〜3.5％グルタールアルデヒド（グルタラール） 溶液：30〜60 分	密閉容器にて 60 分間放置
	塩素系中和剤を噴霧して中和
石膏注入	保管

図10 印象体および石膏模型の消毒法

（金子忠良、満足　愛）

文献
1) 日本歯科医学会 監修：エビデンスに基づく一般歯科診療における院内感染対策実践マニュアル改訂版, 永末書店, 京都, 2015, 45-49.
2) IGHG研究会 編：新歯科医療における新感染予防対策と滅菌・消毒・洗浄, 医歯薬出版, 東京, 2015, 31-86.
3) 前田芳信 監修：増補改訂版　歯科医院の感染管理　常識非常識, クインテッセンス出版, 東京, 2016, 34-35, 48-81.
4) 吉川博政ほか：歯科医師・歯科衛生士のための滅菌・消毒・洗浄・バリアテクニック 安価で手間がかからない一般歯科治療時の院内感染対策, クインテッセンス出版, 東京, 2018, 26-40.
5) 小林隆太郎：院内感染対策, 日歯医師会誌, 71：35-43, 2018.
6) 中村健太郎ほか：決定版　歯科医院のための感染対策　ヨーロッパ基準のインフェクションコントロール, クインテッセンス出版, 東京, 2018, 10-11, 115.
7) 赤川安正ほか：補綴歯科治療過程における感染対策指針, 補綴誌, 51：636-637, 2007.
8) 金子忠良ほか：歯科医院のための感染対策実践ガイドライン, デンタルダイヤモンド社, 東京, 2005, 108-113.
9) 石神　元ほか編：冠橋義歯補綴学テキスト, 第 3 版, 永末書店, 京都, 2019, 32-33.

③ 支台築造

1）支台築造

　クラウンやブリッジなどの補綴装置を被せる歯を支台歯といい、支台歯は補綴装置の種類や保持に適した形態に切削される。この操作を支台歯形成という（p.95「⑤ 支台歯形成」参照）。

　支台歯には支台歯形成に要する十分な歯質の量と、咬合圧や咀嚼に耐える強度が不可欠である。深いう蝕や破折のため歯質が少ない歯（**図11**）は、支台歯形成に必要な歯質を人工材料で補塡する。また、失活歯は天蓋や根管内壁が削除されているため補強する。この操作を支台築造といい、そのままでは支台歯にできない歯を機能可能な状態にする。

2）支台築造の適応症

　① 失活歯
　② 歯軸が大きく傾斜した歯（**図12**）
　③ 欠損が大きい生活歯

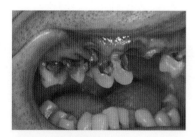

図11　実質欠損により、このままでは支台歯形成ができない。

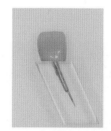

図12　傾斜歯の歯軸を築造体で修正
ブリッジ支台歯の平行性確保などで行われる。

3）築造窩洞形成

　支台築造のために歯を切削する操作を築造窩洞形成、得られた窩洞を築造窩洞という（**図13**）。

　築造窩洞形成では、歯冠部外側は支台歯形態を想定し、主にタービンとダイヤモンドポイントで形成する。厚さが1mm以下の歯質は割れやすいので削除する。歯冠部内側の根管充塡材はマイクロモーターハンドピースにラウンドバーなどを装着し除去する。必要があれば5倍速エンジンまたはタービンにダイヤモンドポイントなどを使用し形態を整える。歯冠部歯質が少ない場合は根管に保持を求めるため、マイクロモーターハンドピースと根管形成用バーで根管に沿って孔を形成する。これをポスト孔という。支台築造には直接法と間接法があり、直接法では築造窩洞に練成材料を築盛、間接法では築造窩洞を満たす築造体を製作し、セメント合着後（**図14**）、支台歯形成に移行する。なお、生活歯で軟化象牙質除去後の支台歯に欠損があり、そのままでは支台歯と

築造窩洞形成

築造窩洞

ポスト孔

直接法

間接法

鋳造体

して支障がある場合、コンポジットレジンやピンを使用して正常な支台歯にする。診療補助として、注水切削はバキュームで吸引し、ポスト孔形成は無注水低速回転で行うため切削片は間欠エアを横からかけ除去する。皮下気腫を避けるため強圧のエアを根尖に向け直接かけない、切削片が患者や術者、自分にかからないようにする、バキュームを併用するなど注意する。

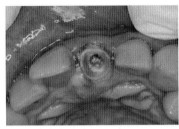

図 13　築造窩洞

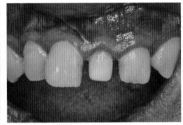

図 14　支台築造

Column

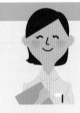

防具：臨床実習に臨む服装について

　臨床実習に臨む服装としては、以下の条件を満たしたものが望ましい。相互の感染を防ぎ、安全な診療を行うためにゴーグルとマスクを常に着用し、白衣は清潔で機能的な状態を保つようにする（**図 15**）。

- ・髪は黒（地毛が原則）
- ・前髪は額を出し落ちないようとめる、横は耳を出す、後ろは団子状にしてまとめる
- ・ゴーグル、マスクを着用
- ・半袖
- ・グローブ着用（爪は短くマニキュアは使用しない。アレルギーがある場合はアレルゲンを避ける。ラテックス製グローブではシリコーン印象材の硬化が阻害されるので注意）
- ・白衣とエプロンを併用
- ・ズボンの裾は床から 4 cm 上くらい
- ・靴下着用、通常白
- ・靴は足の甲を覆い、ヒールは低く平らなもの

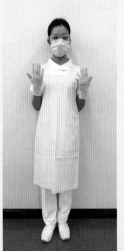

図 15　臨床実習に臨む服装

4）支台築造法の種類

（1）直接法

主にコンポジットレジンを築造窩洞に直接充塡し、支台築造を1回の治療室処置で行う。

補強のために、ポスト孔に金属やファイバー製の芯（ファイバーポスト[1]）を入れる場合がある（**図16**）。診療補助としては、ステップが多いため築造窩洞形成から支台歯形成まで、器具、機材、材料、表面処理の準備や、先を予測し歯科医師との連携を円滑にするよう心がける。

利点・根管の平行性がとれない大臼歯でも適応できる（間接法は困難）

・歯髄腔に大きなアンダーカットがある場合でも適応できる（間接法は困難）

・支台築造後、続けて支台歯形成ができるので、治療回数が間接法に比べ1回少ない

・直接口腔内で行うために、クリアランスの確認がしやすい

・間接法で築造形成後、築造体装着までの間に使用するプロビジョナルクラウンが不要

欠点・ステップが多いためにチェアタイムが長い

・築造体の材料が練成材料に限られる（金属は使用できない）

（2）間接法

築造体を技工操作で製作し、支台築造を2回の処置で行う。

1回目の治療室処置は、築造窩洞形成、精密印象、プロビジョナルクラウン製作と仮着である。

精密印象（**図17**）に石膏を注入した後、技工操作（p.43「⑤ 技工操作」参照）を経て築造体を完成させる。診療補助は、ポスト孔の印象方法に注意する（p.88 MEMO「根管部の印象採得」参照）。

2回目の治療室処置は、プロビジョナルクラウン除去、仮着セメント除去、表面処理、築造体のセメント合着である。診療補助としては、仮着セメント除去の際、わずかな残留でも築造体が浮き上がるので確実に除去する。合着時は防湿に注意し、表面処理は時間や乾燥方法も含め指示書に忠実に行い、歯科医師との連携にも配慮する。

利点・金属やコンポジットレジンなど材料を選択できる（**図18**）

・各回のチェアタイムは直接法より短い

欠点・アンダーカットをなくすため、切削量が増えることがある

・治療回数が直接法より1回多く、プロビジョナルクラウン、印象採得などのステップが必要となる

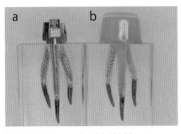

図 16　支台築造（直接法）
（a）支台築造窩洞形成と金属製ポスト
（b）支台築造完了

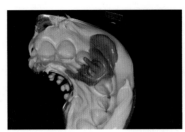

図 17　築造窩洞の精密印象採得

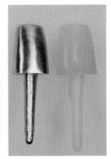

図 18　支台築造（間接法）
完成した築造体（金属、コンポジットレジン）

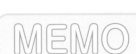

MEMO

根管部の印象採得

間接法で精密印象を行う場合、ポスト孔は細く長いので印象材を先端まで送る操作が難しく、撤去や石膏注入で歪みやすいので注意が必要である。

精密印象は寒天とアルジネート印象材またはシリコーンの連合印象で行われるが、前者では根管にシリンジで寒天を流しラジアルピンを挿入してちぎれや変形を防止（**図 19**）、後者では根尖まで印象材が流れにくいのでマイクロモーターハンドピースにレンツロを装着して行う（**図 20**）。

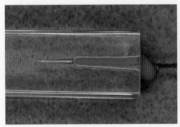

図 19　ポスト孔の印象①
寒天とラジアルピン

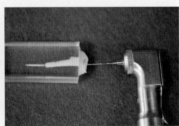

図 20　ポスト孔の印象②
シリコーン印象材とレンツロ

5）築造体の材料

築造体の材料には以下のものがある。

① 金属

② コンポジットレジン

③ コンポジットレジン＋既成ポスト（金属、ファイバーポスト）

　金属は間接法で使用され、強度が高く加工しやすいので適応範囲は広い。しかし、金属アレルギーや金属イオンによる歯肉の黒変（メタルタトゥー：金属に接した歯肉が黒く入れ墨様に着色したもの）の原因になる場合がある。複根管で平行性のとれない大臼歯では分割コアを用いる（**図 21**）。単根管のメタルコアの除去は合釘除去器（リトルジャイアント）を使用する（**図 22**）。

　コンポジットレジンは強度が弱く、ポスト孔や力がかかる症例は使用しない。

　コンポジットレジン＋既成ポスト（金属、ファイバーポスト）は、金属には及ばないものの既成ポストを使用し強度がある。特にファイバーポスト使用では金属アレルギーやメタルタトゥーの心配がないので使用頻度は高い。ポスト孔がある症例で築造体に強い力がかかった場合、金属築造体では歯根にも強い力が伝達され歯根が割れやすいが、コンポジットレジン＋ファイバーポストでは、ファイバーポストの弾性係数が金属より低く、象牙質に近似するため応力が分散され、歯根は割れにくい。

　また、コンポジットレジン＋ファイバーポストの築造体は光を透過するため、補綴装置としてジャケットクラウンを装着する場合は自然観が高まる（**図23**）。前装冠や全部金属冠は光を透過しないので金属の築造体でも審美的な差はない。診療補助で患者に材料の違いを説明する際は、上記内容が該当する。

　いずれも表面処理が必要で、金属はサンドブラストと金属接着プライマー処理、コンポジットレジンはサンドブラストおよびシラン処理、ファイバーポストはシラン処理を行う。

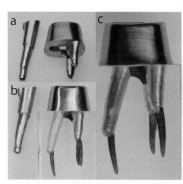

図21　分割コア（分割支台築造体）
（a）本体と口蓋根に分けて製作
（b）最初に本体を合着
（c）次いで、口蓋根を合着し合体させる。

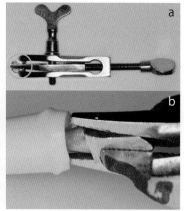

図22　合釘除去器（リトルジャイアント）
（a）器具全体
（b）前歯部築造体に装着し、除去する。

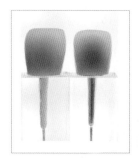

図23　コンポジットレジン製、金属製築造体の光透過性の比較
補綴装置はともに同シェードのレジンジャケットクラウン。コンポジットレジンは光を透過するが、金属はさえぎるので歯冠が暗くなるのがわかる。

MEMO

マージン（歯質と補綴装置の境界）の設定

補綴装置のマージンは築造体と歯質とのマージンを全周被覆する（図24）。被覆する幅が2mm以上あれば帯環効果（フェルール効果）を発揮し、破折などが起きにくいと言われている。しかし、臨床で頻度が多い隣接面う蝕が原因の失活歯は、隣接面の歯質崩壊が激しく補綴装置が築造体のマージンを2mm以上被覆するのは困難である。歯間乳頭も退縮しやすく鼓形空隙も広くなりブラックトライアングル（歯間乳頭の退縮により生じた三角形の隙間）や二次う蝕も発生しやすくなるため口腔衛生管理が欠かせない。口腔衛生指導で注意すべき部位である。

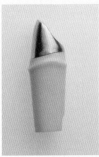

図24　歯冠補綴装置のマージンは築造体のマージンを覆う。

Column

口腔外バキューム

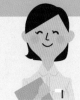

　切削時は切削片をバキュームで吸引しても、術者の手指が濡れたり細かい飛沫や切削片がゴーグルに付着し、匂いを感じたりすることから口腔外にも飛散していることがわかる。これには患者の体液が含まれるため、感染予防対策が必要である。　対策として口腔外バキュームがある。通常のバキューム操作だけでは口腔外に飛散する粒子が確認されるが（図25）、口腔外バキュームを併用するとほとんどの飛散粒子が吸引される[2]（図26）。また、チェアサイドで義歯やクラウンを調整すると切削片が飛散するが、その対策としても有効である（写真は東京技研社製フリーアーム・アルテオ）。

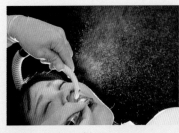

図25　通常のバキューム

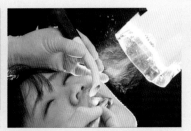

図26　口腔外バキューム

④ 支台築造の術式と診療補助

使用機材

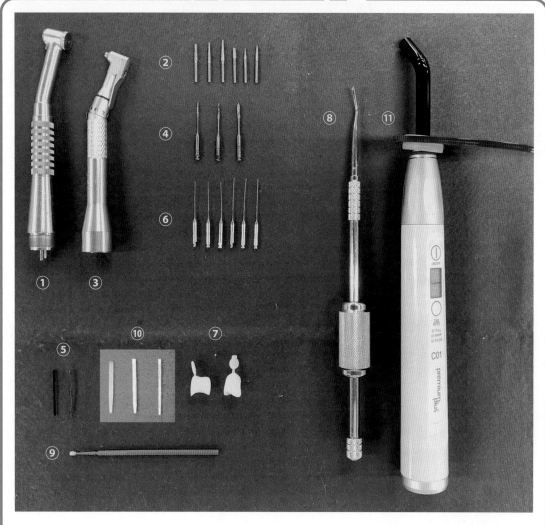

①エアタービンハンドピース　②ダイヤモンドポイント　③マイクロモーターハンドピース
④根管形成用バー　⑤ラジアルピン　⑥レンツロ
⑦プロビジョナルクラウン　⑧リムーバー　⑨マイクロブラシ
⑩ファイバーポスト　⑪光照射器

診療手順

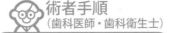 術者手順
（歯科医師・歯科衛生士）

 診療補助および留意点
（歯科衛生士）

直接法は ①②③④⑤⑥ を1回の処置で行う。
間接法は ①②③⑦⑧ を1回の処置、⑨ を技工操作、⑩⑪ を2回目の処置として行う。

① 前処置
口腔衛生の確立
患歯の診断

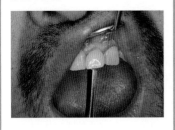

口腔清掃指導、スケーリング、問診、打診、触診、動揺度、歯周組織の状態、根管充填後エックス線撮影など。
患歯に打診や根尖部圧痛などの不快症状があった場合は、根尖部歯周組織が治癒していない場合があるので、経過観察や再治療を行う。築造体は強固に合着するので、再治療が必要な場合には除去が困難である。前歯などの単根歯で金属製であれば、合釘除去器を使用する場合がある。

事前に歯周処置は済ませておく。
築造形成時、根管充填後のエックス線写真は多くの情報を提供するので準備しておく。

② 築造窩洞形成　歯冠部

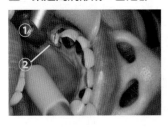

エアタービン（①）とダイヤモンドポイント（②）で歯冠部を形成する。厚みが1mm以内の歯質は強度が弱く破折の可能性があるので削除する。マイクロモーターハンドピースにラウンドバーなどを装着し、歯冠歯髄部の根管充填材を除去する。

エアタービン使用時は通常のバキューム操作をする。マイクロモーターハンドピース使用時は、間欠エアで切削片を飛ばしながらバキュームで吸引する。患者、術者、自分に飛ばないよう強さ、方向を考える。患者の顔にタオルをかけるのも有効である。

③ 築造窩洞形成　歯根部

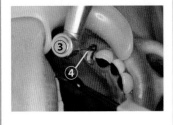

根管保持が必要な場合はマイクロモーターハンドピース（③）に根管形成用バー（④）を使用し、根管部の形成を行う。形成は細いバーから必要な太さになるまで順次、太いバーに変えて拡大する。

切削片が視野をさえぎるので間欠エアで飛ばしながらバキュームで吸引する。バーを換えるタイミングで軽く患歯を水洗すると、より視野が確保される。切削による痛みはないが、特に根管形成では振動が大きいため、患者が不安がる場合は声がけをする。

④ 支台築造直接法
補強材の表面処理

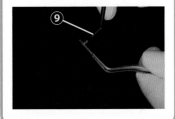

根管部分を補強する場合は補強材を準備する。歯質および補強材に適した表面処理を行う。表面処理材はマイクロブラシ（⑨）で塗布する。

表面処理方法は使用材料の指示に従う。材料により方法が異なり、手順を事前に確認しておく。また、処理薬の作用時間、乾燥や水洗時間も規定されているのでタイマーも準備する。

診療手順	術者手順 （歯科医師・歯科衛生士）	診療補助および留意点 （歯科衛生士）
5 コンポジットレジン築盛 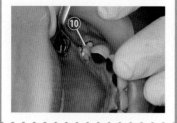	レジン充填、補強材としてファイバーポスト（⑩）挿入後、適宜レジン充填器で形態を修正し、光照射を数回繰り返し築盛する。	ステップが多いので歯科医師と円滑な連携ができるよう心がける。
6 光重合、支台築造完了 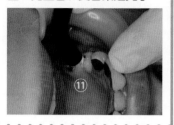	支台歯形成に必要な量を築盛し、光照射器（⑪）にて硬化させる。	支台築造完了後、支台歯形成を行うのでその準備もしておく。
7 支台築造間接法 ①連合印象：寒天印象材を使用する場合 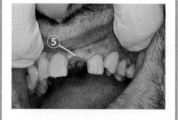	トレー試適後、寒天シリンジで寒天印象材を根管内、歯冠内、歯冠全体を覆うように流し、ラジアルピン（⑤）を根管内に挿入し、すみやかにアルジネート印象材を適量盛ったトレーを試適時とほぼ同じ位置に被せ、硬化まで保持する。硬化後1挙動または周縁よりエアシリンジで空気を入れ浮かせてから撤去する。	撤去時にねじると変形やちぎれの原因となるので注意する。撤去後、即座にゆるい流水で水洗し保湿または固定液中で保管する。その後、できるだけすみやかに石膏を注入する。石膏の重さによって細い根管部の印象が変形しないよう、根管側を上にした状態で硬化させる。
②連合印象：シリコーン印象材を使用する場合場合 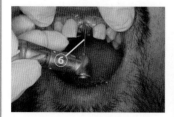	トレー試適後、スペーサーを置き、シリコーンのパテタイプで一次印象を採得する。シリンジのみで根管内にシリコーン印象材を満たすのは困難なので、二次印象ではマイクロモーターハンドピースにレンツロ（⑥）を装着し、低速で回転させ、根管先端までシリコーン印象材を流す。その後、一次印象を患歯に戻し、硬化まで保持し撤去する。注意点は寒天印象と同様である。	ゴム製の手袋は、シリコーン印象材の硬化を妨げるので使用しない。

診療手順

 術者手順
（歯科医師・歯科衛生士）

診療補助および留意点
（歯科衛生士）

診療手順	術者手順	診療補助および留意点
8 仮封またはプロビジョナルクラウン製作と仮着 間接法1回目の処置終了 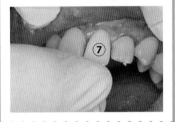	支台歯形成後のプロビジョナルクラウン製作に準じるが、支台歯が低く維持が困難な場合は、根管部分も含めたプロビジョナルクラウン（⑦）を製作する。根管部分はレジンの中に既成ポストを入れ、補強する。	仮封材、仮着材には硬さなどの違いにより、有効日数の目安がある。しかし、残存歯質量、咬合状態、歯ぎしり、食いしばり、咬耗、職業（アナウンサー、芸能人等）なども考慮し、歯科医師が決定する。
技工操作 9 築造体製作 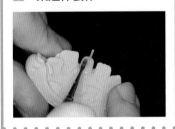	技工操作 作業用模型製作、ワックスアップ、鋳造またはレジン築盛、重合、研磨を行い、築造体を完成させる。	技工指示書 歯科医師が依頼内容など必要事項を記載し、歯科技工士に発注する。完成日に合わせて次回の予約を取る。2年の保存義務があるので管理は歯科衛生士が担う場合がある。
間接法2回目の処置 10 プロビジョナルクラウンの除去または仮封材の除去 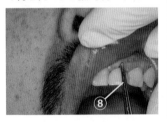	リムーバー（⑧）を使用し、プロビジョナルクラウンを除去後、歯面に残った仮着セメントを除去する	リムーバーの先端は、患歯に合うものを選んでおく。窩洞内にわずかでもセメントが残ると、築造体が浮き上がり不適合の原因となる。特に根管の先端部には残りやすい。
11 築造体試適合着 支台築造完了 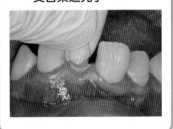	築造体を築造窩洞に試適し、適合状態、対合関係などを確認し、問題がなければ、表面処理後に合着する。	通常接着性セメントを使用する。複数の表面処理、準備から使用まで時間制限、乾燥時間や処理液の作用時間が指定されているので、タイマーを確認しながら歯科医師との受け渡しも円滑に順序よく進められるよう心がける。多数歯を同時に行う場合もある。

（山田直樹、星　憲幸）

文献
　1）石神　元ほか編：冠橋義歯補綴学テキスト, 第3版, 永末書店, 京都, 2019, 90-92.
　2）茂木伸夫：口腔外サクセションは歯科飛沫をどこまで防ぐか？, 歯界展望, 115, 976-980, 2010.

⑤　支台歯形成

1）支台歯形成とは

　支台歯形成とは、外側性の補綴装置（クラウン、ラミネートベニヤなど）によって修復する際に、切削器具によって補綴装置に適した形態に切削・形成することをいう。

　削合した歯質は二度と元には戻らない非可逆的な処置であるため、① 歯質および歯髄の保護のため必要最低限の形成とする、② 隣在歯および歯周組織を傷つけないようにする、③ クラウンに適したマージンの位置と形態を付与する（p.97コラム参照）、④ クラウンの維持・保持力と抵抗力に配慮して、適切かつ正確な形成をしなくてはならない。

2）形成時のポジション

　形成時は安全・確実に形成するために、患者や術者が無理な姿勢になったり、レストが不安定にならないよう注意しなければならない。そのため術者は形成する歯の歯種や歯面に適した位置に移動し、術野の確保と器具やレストの置き方などを考慮する必要がある。同時に、歯科衛生士は形成の邪魔にならないように配慮しながらバキュームや手指を適切な場所に配置し、舌や粘膜を確実に排除する（**図27、28**）。

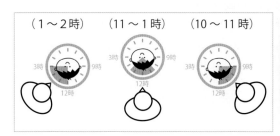

図27　形成時のポジショニング例

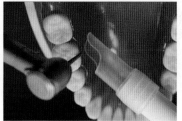

図28　形成時のバキュームのポジショニング例

3）支台歯形成に使用する器具

　支台歯形成は軸面にアンダーカットの存在やクリアランス不足、フィニッシュライン（マージン部）が鮮明でないなどのエラーがある場合、製作された補綴装置は不適合となるため慎重かつ正確に形成し、形成面は平滑・滑沢であることが要求される。そのため、補綴装置の材質や形成内容に合わせて最適なバーを選択し、システマチックに効率よく形成しなければならない（例：CAD/CAM冠の支台歯形成はその製作工程の特性上、支台歯は厚みを確保したうえで丸く形成し、マージン部はなだらかに仕上げる必要があるため、規格性をもって専用に組まれたプレパレーションキットを使用することが望ましい）（**図29**）。

　切削器具としてはエアータービンやコントラアングルハンドピースといった回転切削器具が主に使用されるが、超音波切削器具を用いて支台歯形成することもある。超音波切削器具の場合、切削効率は若干悪いが、軟組織（歯肉内縁上皮）を損傷することなく硬組織を選択的に切削できるので、ほとんど出血せずマージン形成することが可能である（**図30**）。

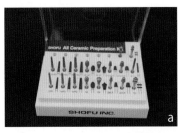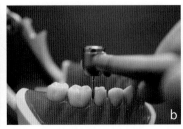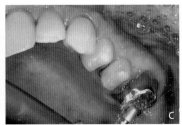

図29　CAD/CAM 冠形成用プレパレーションキットとその使用例
（a）専用キット、（b）マージン（シャンファー）、（c）咬合面形成

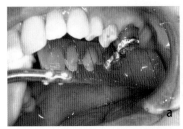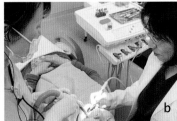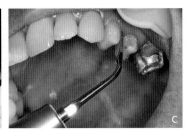

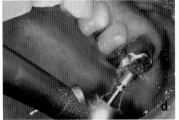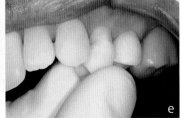

図30　⌊4 単冠、⑤⑥7 の CAD/CAM ジルコニアオールセラミック延長ブリッジ
（a）平行測定、（b、c）超音波切削器具を用いた形成、（d）咬合面形成、（e）プロビジョナルクラウン装着

4）ブリッジの支台歯形成

（1）平行性の確認

　ブリッジの支台歯形成の場合は各支台歯の歯軸の傾斜が異なっている場合があるため、支台歯の平行性を確認するために平行測定器などを用いてブリッジの着脱方向を考慮して形成する必要がある。また、歯髄腔は近心に位置しており、露髄の危険を避けるため、やや近心に傾斜して形成していく（**図31**）。

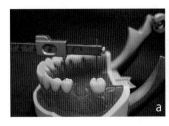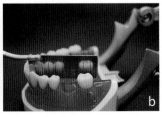

図31　平行測定器
（a）SD パラミラー、（b）平行測定器

Column

マージンの設定位置について

マージンは歯肉縁上・歯肉縁・歯肉縁下の３カ所に設定できる（図32）。

①歯肉縁上：エナメル質上にマージンを設定すると歯周組織を損傷することなく、プラークコントロールも容易であるが、マージンが完全に露出するため審美的に問題がある。

②歯肉縁：歯肉縁０mmは設定されがちではあるが、加齢現象などで歯肉縁の位置は変化するため、恒久的に維持できるとは限らない。

③歯肉縁下：審美性を重視する補綴装置や**エマージェンスプロファイル**を付与する場合はマージンを必ず歯肉縁下に設定しなければならない（図33）。この場合、歯肉圧排は必須となる。

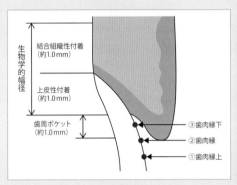

図32　マージンの設定位置

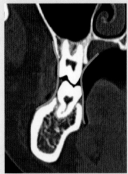

図33　エマージェンスプロファイル

（木暮ミカ）

6 印象採得の術式

1）印象採得とは

　形成された歯および歯列の形態、軟組織を模型に再現するための陰型記録の操作を印象採得という。特に再現性の高い印象法を精密印象と呼ぶ。クラウンブリッジの良い印象採得の条件は、支台歯の形、寸法、および表面性状を正しく再現する、① 形態再現性、② 寸法精度、③ 細部再現性の３つが挙げられる[1]。

2）印象採得前の準備

　支台歯を形成したフィニッシュラインが歯肉縁下である場合、フィニッシュラインを明確にするため、辺縁歯肉を排除して歯肉溝を広げる歯肉圧排が必要である（図34）。歯肉圧排には機械的圧排法、機械的化学的圧排法、外科的圧排法がある。いずれの方法においても、操作はできるだけ弱圧で行い、歯肉に

機械的刺激が加わらないように注意する[1]。また、前歯部を含む多数歯欠損の
ブリッジ等の場合、印象から製作した模型を咬合器へ正しい咬合平面にて装着
するため、事前にフェイスボウ（顔弓）を用いて、頭蓋骨に対する上顎の位置
関係を記録することが必要となる（フェイスボウトランスファー）。

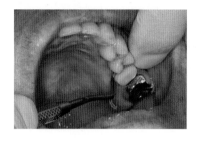

図 34　印象採得前の歯肉圧排
の様子（上顎左側第一大臼歯）

3）印象用トレー

　印象用トレーには、あらかじめ数種類のサイズで製作されている既製トレー
と、患者個人の歯列または支台歯に合わせて作られた個人トレー、個歯トレー
がある。

4）印象法

　精度の高い印象が求められるクラウンブリッジの精密印象採得法としては、
個人トレーを用いて行う連合印象法、既製トレーを用いて行う連合印象法、二
重同時印象法（ダブルミックス印象法）、個歯トレーを用いて行う個歯トレー
印象法などが挙げられる[2]。印象材は、主としてシリコーンゴムを用いること
が多いが、連合印象法ではアルジネートと寒天を用いるパターンもある。シリ
コーンゴム印象材は、シリコーンポリマーを主成分とするゴム質の精密印象材
であり、操作性、細部再現性、印象精度に優れている。流動性の違いにより、
パテタイプ、ヘビータイプ、ミディアムボディ（レギュラーボディ）タイプ、
ライトボディ（インジェクション）タイプに分けられる[1]。パテタイプとヘビー
ボディタイプは硬く変形しにくいため、連合印象の概形印象（一次印象）に使
用され、流動性の良いミディアムボディタイプとライトボディタイプは支台歯
表面の印象に使用する[1]。ライトボディタイプのうち、シリンジでの使用を前
提とするものをインジェクションタイプと呼ぶ。

文献
1) 矢谷博文ほか編：クラウンブリッジ補綴学, 第5版, 医歯薬出版, 東京, 2014, 133-143.
2) 石橋寛二ほか編：クラウンブリッジテクニック, 第1版, 医歯薬出版株式会社, 東京,
　2008, 49-60.

⑦ 印象採得の術式と診療補助（個歯トレー印象法）

使用機材

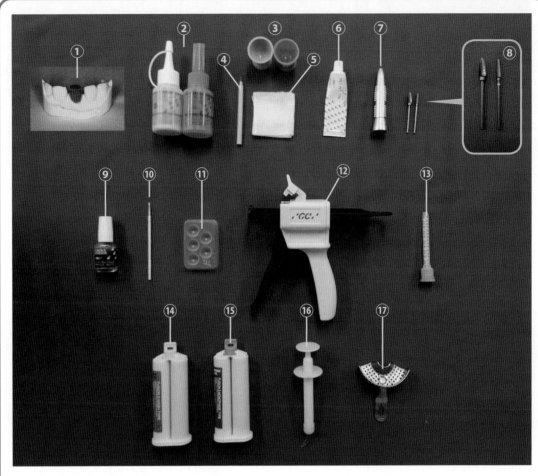

①個歯トレー 　　　　　　　　②常温重合レジン 　　　　　　③ラバーカップ
④筆 　　　　　　　　　　　　⑤小折ガーゼ 　　　　　　　　⑥ワセリン
⑦ストレートハンドピース 　　⑧ストレート用バー 　　　　　⑨シリコーンゴム印象用接着材
⑩マイクロブラシ 　　　　　　⑪ディスポーザブルダッペンディッ 　⑫ディスペンサー
　　　　　　　　　　　　　　　　シュ
⑬ミキシングチップ 　　　　　⑭シリコーンゴム印象材（カート 　⑮シリコーンゴム印象材（カート
　　　　　　　　　　　　　　　　リッジ：ライトボディタイプ） 　　リッジ：ミディアムボディタイプ）
⑯シリンジ 　　　　　　　　　⑰既製トレー（前歯部用）

診療手順　　 術者手順
（歯科医師・歯科衛生士）　　診療補助および留意点
（歯科衛生士）

1　個歯トレーの試適、修正

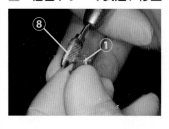

個歯トレー（①）の試適を行い、適宜、常温重合レジン（②）やストレートハンドピース（⑦）、ストレート用バー（⑧）を用いて調整する。常温重合レジンを使用する際、支台歯とレジンが接着しないよう、分離材（ワセリン、⑥）を支台歯へ塗布する。

常温重合レジンを用いた場合、筆（④）が固まらないよう適宜、小折ガーゼ（⑤）でぬぐう。切削時にはスリーウェイシリンジにてエアを弱圧でかけるとよい。

2　個歯トレーへ接着材の塗布、乾燥

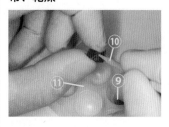

個歯トレーの内面および外面両者へマイクロブラシ（⑩）で塗布し、スリーウェイシリンジを用いてエアで乾燥する。

清潔な手指で、接着材（⑨）を少量ディスポーザブルダッペンディッシュ（⑪）へ入れる。

3　個歯トレーへの印象材注入

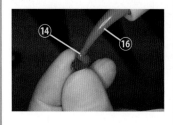

シリンジ（⑯）へ入れたシリコーンゴム印象材（⑭）を個歯トレーの内面へ注入する。

ディスペンサー（⑫）へミキシングチップ（⑬）、ライトボディタイプのシリコーンゴムカートリッジ（⑭）を装着し、印象材を直接シリンジへ注入し、すぐに使用できるようセットする。個歯トレー注入時に気泡が入るのを防ぐため、あらかじめ少量を先端から出しておくとよい。

4　支台歯への圧接

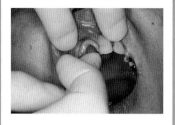

シリンジに残った印象材を支台歯へ塗布し、個歯トレーを支台歯へ圧接する。

次に使用する印象材の準備を行う。ディスペンサー（⑫）ヘミキシングチップ（⑬）、ミディアムボディタイプのシリコーンゴムカートリッジ（⑮）を装着する。ガンタイプの場合、先端が外れないか必ず事前に確認を行う。

診療手順	術者手順 （歯科医師・歯科衛生士）	診療補助および留意点 （歯科衛生士）
5 既製トレーへの印象材注入 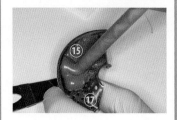	ガンタイプのシリコーンゴム印象材（⑮）を既製トレー（⑰）へ盛りつける。	ガンタイプの印象材および既製トレーを歯科医師が取りやすい向きで渡す。
6 個歯トレーの上から圧接 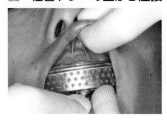	個歯トレーの上から既製トレーを圧接する。	ガンタイプの印象材を歯科医師より受け取る。
7 印象用トレーの撤去 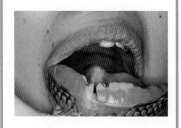	印象材が十分固まったことを確認し、ゆっくりと印象用トレーを撤去する。	患者へのうがいの促しや、口周りに付いた印象材を拭くなど、適宜必要に応じた配慮を行う。
8 採得した印象の確認 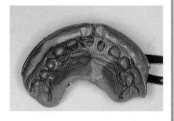	印象が適切に採得できているか確認する。	

（駒田　亘、伊藤　奏）

101

❽ 顎間関係の記録（咬合採得）

　クラウンブリッジ治療において、上下顎模型を患者の上下顎の咬合状態と同じ状態に位置づけるために、顎間関係の記録（以下、咬合採得）を行う。上顎に対する下顎位は、咬頭嵌合位（p.18 第2章「3 咬合と下顎運動」参照）を用いることが一般的である。

　残存歯列により適正な咬頭嵌合位が維持され、咬頭嵌合位がきわめて安定している場合は、上下顎の歯列模型を嵌合させるだけで咬頭嵌合位をほぼ再現することができる[1]。咬合が安定し模型で咬合関係が再現できる症例では、咬合面に何も介在させず、直接上下顎歯列模型を咬合させる方法が、浮き上がり防止のうえから最も良い[2]。その際にも、上下顎歯列模型の咬頭嵌合位が、患者の口腔の咬頭嵌合位と一致していることを確認する必要がある。

　また、必要に応じて上下顎歯列間に咬合採得用の材料を介在させて咬合採得を行い、上下顎歯列の位置関係を記録する。咬合採得用の材料としてはワックス（バイトワックス、パラフィンワックス等）、合成ゴム質印象材（シリコーンゴム、ポリエーテルゴム）、レジン系印象材、印象用石膏などが用いられる[1,2]。

　臨床ではパラフィンワックスが用いられることがあるが、硬化時の収縮量が大きく、わずかな加熱や応力によって変形しやすいため[1]、用いる際は十分に、かつ均一に軟化させ、硬化後に取り出す際も変形させないように注意する必要がある。

　なお、残存歯列により適正な咬頭嵌合位が維持されていない場合は、咬合挙上装置やプロビジョナルレストレーション（p.105「1-⑪プロビジョナルレストレーションの製作」参照）を装着し、一定期間観察して問題がないことを確認したうえで、下顎位を設定して咬合採得を行う。また、多数歯欠損等の場合は咬合床（p.142 第8章「2-②-① 顎間関係の記録」参照）を使用して咬合採得を行うこともある。

　チェックバイト法は、クリステンセン現象を利用して半調節性咬合器の顆路（下顎頭運動路）の調節を行う方法である。前方や側方に下顎が移動した際の顎間関係記録を採得し、それらを基に咬合器の顆路を調節する。複雑な装置を必要とせず簡便であるが、得られる顆路は咬頭嵌合位あるいは中心位における下顎頭の位置と、チェックバイトを採得した下顎位での下顎頭の位置を結ぶ直線として表され、下顎頭の運動路全体を精密に再現していないという欠点がある[1,2]。

> **クリステンセン現象[3]**
>
> 無歯顎患者に咬合床を装着し、下顎の前方、あるいは側方滑走運動を行った場合に、上下咬合堤間にくさび状の空隙を生じる現象のこと。

文献

1) 矢谷博文ほか編：クラウンブリッジ補綴学, 第5版, 医歯薬出版, 東京, 2014, 25, 151-161.
2) 佐藤　亨ほか：クラウン・ブリッジ補綴学, 第3版, 学建書院, 東京, 2007, 87-88.
3) 全国歯科衛生士教育協議会 監修：歯科衛生学辞典, 永末書店, 京都, 2019, 110.

⑨ 咬合採得の術式と診療補助

使用機材

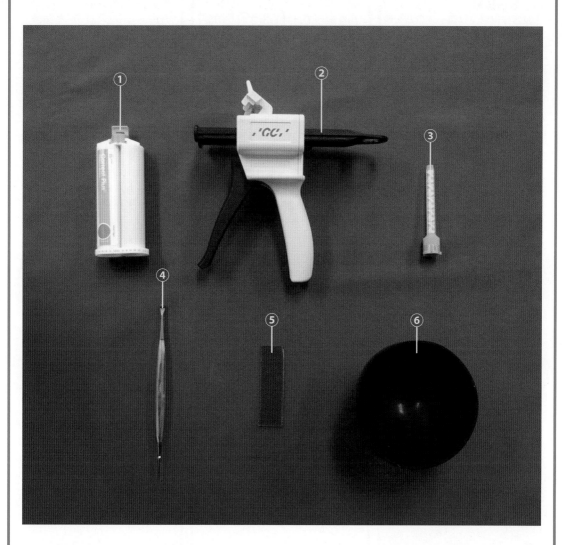

①咬合採得用シリコーンゴム印象　②ディスペンサー　　　　　　　③ミキシングチップ
　材（カートリッジ）

④エバン彫刻刀　　　　　　　　　⑤パラフィンワックス　　　　　⑥ラバーボール

診療手順	術者手順 （歯科医師・歯科衛生士）	診療補助および留意点 （歯科衛生士）
１ 咬合採得の準備	患者を坐位にして頭部を安定させ、患者に開口、閉口を指示し、患者の咬合嵌合位を確認しておく。	患者の姿勢を確認する。患者の緊張を和らげる言葉かけをして、患者が自然な咬合ができるように配慮する。
２ 咬合採得 ①咬合採得用シリコーンゴムを使用する場合 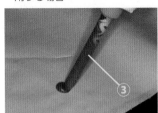 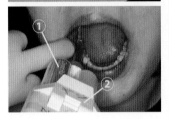	ディスペンサー（②）のハンドルを握って、押し出された印象材が均一な色であることを確認する。下顎歯の咬合面上にシリコーンゴムを注入し、患者に咬頭嵌合位で咬合させる。あるいは、患者に咬頭嵌合位で咬合させ、口角を牽引しながら上下顎歯列の間にシリコーンゴムを注入する。 硬化後、口腔内より取り出し、必要に応じて余剰分をエバン彫刻刀（④）等でトリミングする。	咬合採得用シリコーンゴムカートリッジ（①）を装着したディスペンサー（②）にミキシングチップ（③）を取りつける。 採得部位をエアで乾燥させる。術者がそのまま把持して使用できる向きでディスペンサーを渡す。患者に硬化を待つよう伝える。 ディスペンサーを受け取り、各メーカーの指示に従ってミキシングチップを処理する。
②咬合採得用ワックスを使用する場合	軟化したワックスを下顎歯の咬合面上に置き、患者に咬頭嵌合位で咬合させる。 ワックスが硬化したら、口腔内より取り出す。	患者に温かいものが口腔内に入ることをあらかじめ伝えておく。 パラフィンワックス（⑤）を採得部位に合わせた厚みと形態に整え、ラバーボール（⑥）等に入れた湯で十分に、かつ均一に軟化させて術者に渡す。
３ 顎間関係の記録の確認 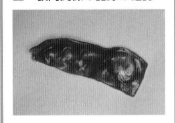	適切な記録が採得できているかを確認する。	ワックスの軟化が不十分である場合は、適切な記録が採れず、咬合高径が高くなるため注意する。

（駒田　亘、中野恵美子）

⑩ 色調選択

近年の歯科補綴治療は機能回復に加えて審美修復の技術が進歩し、新しい素材や加工方法が開発されている。歯冠色材料として、光重合型コンポジットレジンやセラミックスが用いられ、個々の症例に応じて使い分けている。

また、前装金属冠に用いる貴金属価格の高騰により、金属を使用しない歯科補綴装置も多くなっている。特に前歯部における修復は審美性に大きく影響するため、患者固有の歯の色調再現は重要であり、慎重に行う必要がある。診療室では、最終歯科補綴装置に用いる歯冠色材料を選択するために、患者の歯の色調を測定する色調選択（シェードテイキング、shade selection）を行う[1]。その場合、シェードガイドと言われる色調見本（**図35**）を用いて患者の歯の色に合うガイド番号を選択する視感比色法が多く用いられている（**図36**）。色調選択は測色環境の条件に影響を受けるため、北側からの自然光または高演色性のライトの下で行うことが理想とされる。

しかし、この視感比色法は術者の経験や測色環境の違いにより客観性に欠けることから、歯科色彩計による測定方法により外光の影響を受けずに正確に測色できるシステムも存在する。

色調選択時の注意点として、開口状態による歯面の乾燥は、色調の白濁化により誤計測をまねくため、歯面が唾液などによる湿潤状態下で短時間に行うことが大切である[2]。

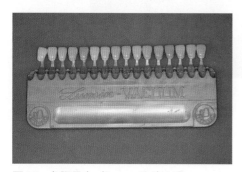

図35 色調見本（シェードガイド）

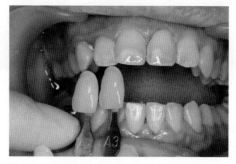

図36 色調選択（シェードテイキング）

⑪ プロビジョナルレストレーションの製作

クラウンブリッジによる歯科補綴治療の場合、支台歯形成または支台築造を行うと最終補綴装置を装着するまでの期間は、その支台歯に対し暫間補綴装置を装着しなければならない。

この暫間補綴装置は、プロビジョナルレストレーションまたはテンポラリークラウンブリッジと呼ばれ、次に挙げる重要な目的がある[3]。

① 機能（咀嚼、嚥下、発音）の維持

② 審美性の維持と回復

③ 支台歯の移動防止

④ 支台歯表面の汚染防止

⑤ 歯髄への外来刺激（温度、外力、化学的刺激）の遮断

⑥ 歯質の保護

⑦ 歯周組織の保護

⑧ 歯肉増殖の防止

　プロビジョナルレストレーションは、最終補綴装置の形態を決定するために、歯髄、歯質の保護のほかに歯周組織への為害作用や清掃性、審美性や咬合関係を観察しながら総合的な形態の良否を積極的に評価する目的がある[4]。一方、プロビジョナルレストレーションは、比較的短期間の歯髄、歯質の保護と咬合の維持を目的としており、チェアサイドとラボサイドのどちらでも製作される。

　プロビジョナルレストレーションは歯科技工士が作業用模型上で製作する。どちらも一般的に常温重合レジンを使用し、製作法は既成樹脂冠を用いる方法、常温重合レジンのみを用いる方法、既成人工歯と常温重合レジンを用いる方法がある（**図37、38**）。

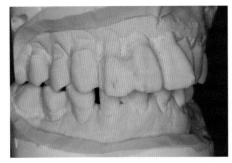

図37　プロビジョナルレストレーションの製作（形成前）

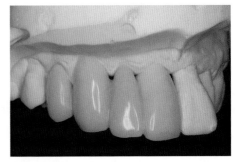

図38　プロビジョナルレストレーションの製作（完成）

⑫ 修復物と補綴装置の管理

　歯科技工は歯科技工士法において、「特定人に対する歯科医療の用に供する補綴装置、充塡物または矯正装置を製作し、修理し、又は加工すること」と定めている。実際に歯科技工は、歯科医院または病院内に設置された歯科技工室で行う場合と、歯科技工を専門とする歯科技工所で行う場合に区分される。いずれの場合でも歯科技工を行うには、歯科医師が発行する歯科技工指示書が必要となる。歯科技工指示書は平成24年10月の歯科技工士法施行規則の一部を改正する省令により記載事項が見直された。そこには、① 患者の氏名、② 設計、③ 製作の方法、④ 使用材料、⑤ 発行の年月日、⑥ 発行した歯科医師の氏名および当該歯科医師の勤務する病院または診療所の所在地、⑦ 当該指示書による歯科技工が行われる場所が歯科技工所であるときは、その名称と所在地が明

記されていなければならない。そのほかに製作時の注意事項や装置等の完成年月日も記載される（**図39**）。

　現在は、歯科医療技術の発展やインターネットの普及等に伴い、歯科補綴装置等の委託過程、製作過程および歯科材料の流通過程が多様化していることから、より安心で安全な歯科医療を確立していくために、それらの製作過程等を追跡、把握する体制がとられている。具体的には、歯科技工指示書に基づく製作管理および品質管理が記載された歯科技工録を作成し管理している（**図40**）。

　また、歯科技工を委託される歯科技工所は、施行規則に定める構造設備基準に適合しなければならない。

　完成された歯科補綴装置等は、感染予防の点から消毒をしたのち、汚染防止のためのビニール袋等に保管しておく。

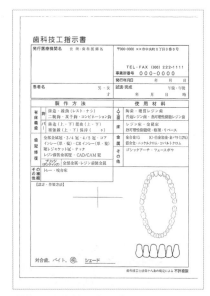

図39　歯科技工指示書
（新潟県歯科技工士会より提供）

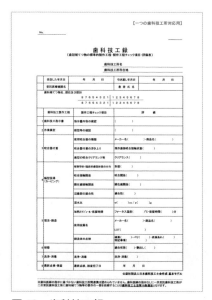

図40　歯科技工録
（日本歯科技工士会より提供）

（飛田　滋）

文献
1) 全国歯科衛生士教育協議会 監修：最新歯科衛生士教本 咀嚼障害・咬合異常1 歯科補綴, 医歯薬出版, 東京, 2017, 80.
2) 全国歯科技工士教育協議会 編：最新歯科技工士教本 歯冠修復技工学, 医歯薬出版, 東京, 2017, 62-64.
3) 全国歯科技工士教育協議会 編：最新歯科技工士教本 歯冠修復技工学, 医歯薬出版, 東京, 2017, 58-62.
4) 遊亀裕一：生体に調和する歯周組織にやさしい歯冠修復物―その考え方とラボワーク―, クインテッセンス出版, 東京, 2014, 95-96.

2　クラウンブリッジ　②試適から装着

① 試適

　クラウンやブリッジを装着する前に、支台歯に試適して調整を要する部位を検査する。はじめに隣接歯との接触点を調整し、適合状態、咬合接触の順に調整を行う。

　ブリッジの場合は、支台装置であるクラウンの検査に加えて、ポンティックの排列状態、顎堤粘膜との関係、ポンティック連結部形態と歯間乳頭との関係について適切かどうかを確認する。

② 調整

１）接触点の調整

　一般的に隣接する歯の間にはわずかな隙間（上顎 $92.5\,\mu$m、下顎 $70.3\,\mu$m[1]）が存在している。適切な隣接歯間関係を得るために、接触状態の強さと接触点の位置の検査を行う。接触状態の強さは、コンタクトゲージ、咬合紙およびデンタルフロスを使用して検査する（図41）。各検査法と検査基準について表3に示す。

　接触強さが緩く修復が困難な場合は再製作を行う。

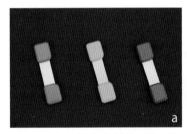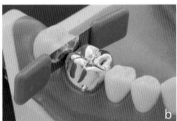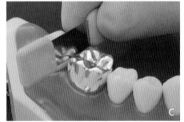

図41　（a）コンタクトゲージ、（b、c）コンタクトゲージ使用時

表3　接触点の検査法と検査基準

検査法 / 接触状態	きつい	適正	ゆるい
コンタクトゲージ	$50\,\mu$m（青、緑）が入らない	$50\,\mu$m が入り、$110\,\mu$m（黄）が入らない	$110\,\mu$m が入る、または $150\,\mu$m（赤）が入る
咬合紙法	咬合紙（厚さ $30\sim40\,\mu$m）を引き抜くと破れる	やや抵抗を感じながら咬合紙を引き抜くことができる	抵抗を感じずに咬合紙を引き抜くことができる
デンタルフロス法	フロスが接触点を通過できない、またはフロス通過時の抵抗感が、天然歯同士の接触点と比較して強い	フロス通過時の抵抗感が、天然歯同士の接触点通過時の抵抗感と同程度	フロス通過時の抵抗感が、天然歯同士の接触点と比較して弱い、またはフロス通過時に抵抗がない

2）適合の調整

　クラウンブリッジの適合は、探針を用いてマージンとフィニッシュラインの境界に段差がないか確認する。不適合の場合は、シリコーンゴムなどの適合検査材料を使用して、試験材料が過度に薄く穿孔している部分を削合調整する。良好な適合が得られない場合は再製作する必要がある。

3）咬合の調整

　間接法で製作したクラウンブリッジは、口腔内に試適した際に咬合が高い場合が多い。咬合接触関係が適正でないと顎口腔系にさまざまな為害作用を及ぼすため、クラウンブリッジの咬合の高さは咬頭嵌合位との誤差が $0 \sim 30 \mu\mathrm{m}$ の範囲に収まるよう調整する必要がある[2]。咬合接触の検査法について**表4**に示す。

　咬合紙法は、咬頭嵌合位で $30 \sim 40 \mu\mathrm{m}$ の咬合紙を咬合させた後に咬合紙を透過光で確認する。試適したクラウンブリッジが高い場合は、早期接触部位の咬合紙の色が白く抜ける一方で、クラウンブリッジには中央が白く抜けたドーナツ状の印記が認められるので、印記部位を削合する。咬合紙の色の抜け方が歯列全体で一様になれば、偏心咬合位の咬合調整に移る。前方滑走運動、側方滑走運動時の調整は、咬頭嵌合位での接触部位を保存するために赤と青等の2種類の咬合紙を使用して行う。

表4　咬合接触の検査法[3]

触診	歯列に指を添えて、咬合時に指に伝わる振動状態によって、咬合接触の均等さを評価する
患者感覚の利用	咬合時の患者の感覚から評価する
咬合紙法	咬合紙の色抜けや、歯間部への印記によって、咬合接触部位や強さを評価する
引き抜き試験検査法	専用のフィルムを咬合させて引き抜くことで、咬合接触部位や強さを評価する
ワックス検査法 シリコーンブラック検査法	検査材料を咬合させた際の穿孔部や透過光から、咬合接触部位を観察する
咬合接触圧検査法	専用の感圧フィルムにより、視覚的、定量的に咬合接触状態を評価できる
咬合音検査法	咬合音を検出して咬合状態を評価する。正常な場合は、短く高く澄んだ音が検出される

③ 研磨

　研磨の目的は、食物の残渣やプラーク付着の防止、異物感や不快感の防止、口腔軟組織損傷の防止、耐食性の向上などがある。サンドペーパーコーンやシリコーンポイント、バフ、研磨用のルージュやペーストを用いて、目の粗いものから細かいものへ順に研磨する。

④ 仮着

　クラウンブリッジを永久的に装着する前に、調整後の状態が日常生活で問題ないか確認するために、一時的に仮着材を用いて装着することがある。クラウンブリッジの永久的な装着後では咬合接触以外の調整は難しくなるため、仮着の段階で十分に確認する必要がある。

⑤ 装着

　インレーやクラウンブリッジなどを窩洞や支台歯と一体化する操作のことを合着という[4]。現在、主に使用されている装着材料の種類と特徴を**表5**に示す。

表5　装着材料の種類と特徴[5]

グラスアイオノマーセメント		粉－液	歯質と非貴金属に接着性、フッ素徐放性をもち、歯髄刺激性が小さい。感水により硬化阻害される
レジン添加型グラスアイオノマーセメント		粉－液 2ペースト	従来型と比較して歯質に対する接着性や水に対する安定性が高い
レジン系装着材料	MMA系	粉－液	酸処理やプライマー処理なしでも高い接着性が得られるが、メーカー指定の表面処理によってより強固に接着する
	コンポジット系	2ペースト	歯質やコンポジットレジン、陶材、セラミックス、金属の表面処理のためにプライマーが用意されている。ペーストに接着性モノマーを添加して、プライマー不要とした製品もある

⑥ 模型管理

　患者の口腔内は、経年的や病的な変化だけでなく、歯科処置によっても変化していく。初診時の研究用模型等を保管しておくと、処置を行う前の状態を保存できるため、以前の歯列や咬合状態を再現する必要がある際などに有用である。また近年では、CAD/CAMシステムが発展し、口腔内スキャナーを使用した光学印象によって、患者の口腔状態をデータとして、より簡便に管理することができる。

文献
1) 草刈　玄：接触点に関する研究　特に歯冠離開度について, 日補綴歯会誌, 9：161-182, 1965.
2) 田中伐平：咬頭嵌合位における補綴装置の高さが顎口腔系に及ぼす影響, 日補綴歯会誌, 19: 666-692, 1976.
3) 河野正司ほか：I. 咬合異常の診療ガイドライン, 日補綴歯会誌, 46：585-593, 2002.
4) 日本補綴歯科学会 編：歯科補綴学専門用語集, 第5版, 医歯薬出版, 東京, 2015, 39.
5) 小倉英夫ほか編：コア歯科理工学, 第1版, 医歯薬出版, 東京, 2008, 108-111, 118-123.

7 試適から装着までの術式と診療補助

使用機材

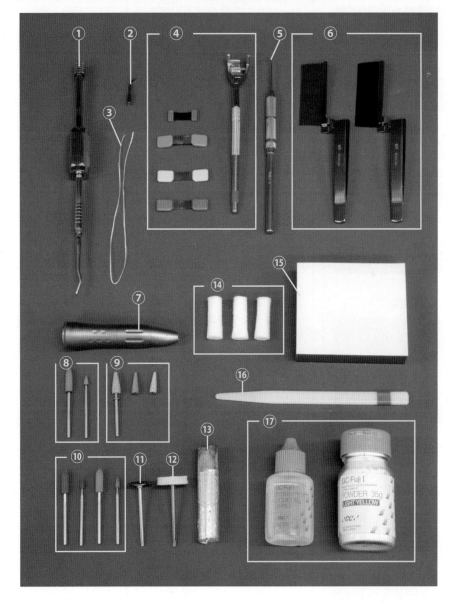

①クラウンリムーバー　　　　　②超音波スケーラー（チップ）　③デンタルフロス
④コンタクトゲージ、ホルダー　⑤探針　　　　　　　　　　　⑥咬合紙、咬合紙ホルダー
⑦ストレートハンドピース　　　⑧カーボランダムポイント　　⑨サンドペーパーコーン
⑩シリコーンポイント　　　　　⑪ロビンソンブラシ　　　　　⑫バフホイール
⑬研磨用ルージュ　　　　　　　⑭防湿用ロール綿　　　　　　⑮紙練板
⑯セメントスパチュラ　　　　　⑰装着用セメント

診療手順　　　　　　　　術者手順　　　　　　　診療補助および留意点
　　　　　　　　　　　（歯科医師・歯科衛生士）　　　　　　　（歯科衛生士）

1 プロビショナルレストレーションの撤去 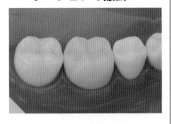	クラウンリムーバー（①）を用いてプロビショナルレストレーションを撤去する。撤去後の支台歯に付着した仮着用セメントを、超音波スケーラー（②）等を用いてすべて除去する。	仮着用セメントの除去時に、歯肉から出血させないよう注意して行う。
2 試適 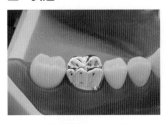	口腔内の支台歯に補綴装置を試適する。リムーバルノブ（撤去用突起）やブリッジ連結部にデンタルフロス（③）を適用させる。	
3 接触点の調整 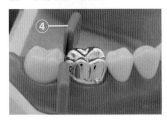	試適時に、コンタクトゲージ（④）を用いて歯間離開度を検査する。接触強度がきつい場合はサンドペーパーコーン（⑦⑨）やシリコーンポイント（⑦⑩）を用いて削合調整する。接触点の位置を確認する場合は、咬合紙（⑥）を歯間部に挟んで試適し、接触が緊密な部位を印記させる。	歯間部へのコンタクトゲージ挿入時は補綴装置が浮き上がることがあるため、必要に応じて補綴装置を押さえる。 削合調整や研磨時には、発熱や目詰まりを抑えるために研磨面にエアブローを行う。
4 適合状態の調整 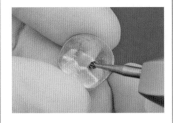	試適時に支台歯とクラウンの境界部を探針（⑤）にて確認する。段差を触知した場合は適合試験材料を用いて検査し、冠内面の強く接触している部位を削合調整する。	

診療手順 　　　　　 術者手順
（歯科医師・歯科衛生士）
　　　　　　　　　　　　　　　　　　　診療補助および留意点
（歯科衛生士）

| ⑤　咬合接触の調整 | 咬合紙、咬合紙ホルダー（⑥）を用いて咬合接触状態を検査し、高い場合はカーボランダムポイント（⑦⑧）を用いて削合調整する。咬頭嵌合位の調整後に偏心咬合位の調整を行う。 | |

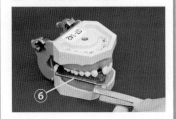

| ⑥　研磨 | 粗研磨から仕上げ研磨まで、補綴装置の材質に合った研磨材（⑦⑨⑩⑪⑫⑬）を用いて研磨する。 | 補綴装置の材質にあった研磨の手順を把握し、準備する。必要に応じて冷却のためエアをかける。 |

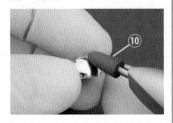

| ⑦　前処理 | 支台歯の前処理の前にロール綿（⑭）を用いて防湿を行う。装着材料の取扱説明書どおりに、補綴装置の被着面および支台歯の前処理を行う。補綴装置にはアルミナブラスト処理やプライマー処理、支台歯にはブラシでの清掃後にエッチング処理やプライマー処理等を行う。 | レジン系装着材料を使用する場合は前処理の工程が増えて操作が煩雑になりやすい。使用する装着材料の処理方法や処理時間を十分に把握し、術者が操作しやすいように気をつける。 |

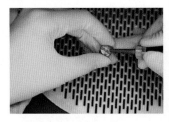

| ⑧　装着 | 装着材料（⑰）を練和後（⑮⑯）、を冠内面に満たし、支台歯に装着する。補綴装置が転覆しないように保持し、十分に硬化するまで待つ。装着材料の硬化後に、余剰セメントを完全に除去する。頬舌側の余剰セメントは探針（⑤）を用いて除去する。歯間部はデンタルフロス（③）、ポンティック基底面はスーパーフロス等を用いて除去する。 | 装着材料の硬化に光照射が必要な場合は、光照射器を用意しておく。 |

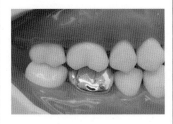

（野川博史、小平晃久）

3 インプラント補綴装置（義歯）

① 基本構造

　デンタルインプラントの構造体は、インプラント体、上部構造およびアバットメントの3つに分けることができる（**図42**）。インプラント体は、その大部分が歯槽骨に埋入され、歯で言うところの歯根の部分に相当する（**図43**）。歯槽骨に埋入されたインプラント体は、軟組織の介在なしに骨と直接接触する（オッセオインテグレーション）。また、インプラント体に使用する材料としては、骨とオッセオインテグレーションをする材料が用いられ、チタン、チタン合金、ハイドロキシアパタイトおよびジルコニアなどが使用される。

　上部構造は、歯で言うところの歯冠に相当する（**図43**）。上部構造は、スクリュー固定されているものとセメント固定されているものとに大別することができる（**図44、45**）。スクリュー固定式上部構造は、歯冠にスクリュー締結のためのアクセスホールが確認できる。多くの場合、咬合面にアクセスホールが確認できるため審美的にはセメント固定よりも劣ると考えられている。また、咬合接触に関しても、アクセスホールの位置によっては適切に付与できない場合がある。セメント固定の場合は、セメントの取り残しがあるとインプラント周囲炎を発症する可能性がある。

　アバットメントは、インプラント体と上部構造の間の中間構造物である（**図42、43**）。アバットメントは、粘膜の厚みにより長さの調整が可能であり、複数本のインプラント体の平行性が取れていない場合などに角度の補正などを行うことができる。アバットメントは、メーカーにより製作された既製アバットメントから、形態を自由に変えることができるカスタムアバットメントまでさまざまなものが存在する。

オッセオインテグレーション

ハイドロキシアパタイト
骨や歯の主成分。リン酸カルシウムの一種。

ジルコニア
ジルコニウムの酸化物。インプラント体、アバットメント、上部構造に使用される。白色であるため審美的にチタンより優れる。

アクセスホール
上部構造固定用ネジを挿入する上部構造にあいている穴。

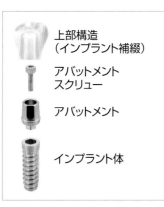

図42　デンタルインプラントの基本構造

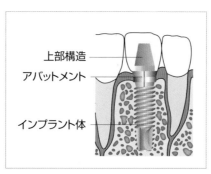

図43　天然歯とインプラントとの比較

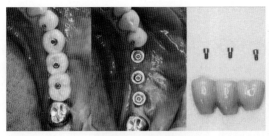

図44　スクリュー式固定上部構造
左から上部構造装着後の口腔内写真、アバットメント、上部構造である。アクセルホールは、上部構造装着後にコンポジットレジンなどで封鎖する。

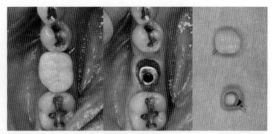

図45　セメント固定式上部構造
左から上部構造装着後の口腔内写真、アバットメント、上部構造である。アクセスホールが見えないため、天然歯に類似し審美的に良好である。

② 検査から外科手術

1）術前検査

（1）医療面接および全身的検査

　インプラント治療を開始するにあたり、医療面接は非常に重要な項目である。医療面接では、主訴、現病歴、既往歴、家族歴および一般項目などを聴取する。インプラント治療は観血処置となるため、既往歴等から手術の可否を決定することもある。全身的診察では、血圧、血液検査（生化学的検査、感染症検査）などを行い、必要によっては他科（耳鼻科、内科、循環器科など）への対診を行う。

（2）局所的検査および術前検査

　局所的検査を行うことによって現在の口腔内の状態を把握し、必要であればインプラント治療前に初期治療を行う。歯周治療に準じた歯周組織検査、口腔内写真、研究用模型などを採取し、口腔衛生状態、歯周疾患の感受性、う蝕の有無、欠損顎堤の状態、顎間関係および咬合の検査を行う。このステップでは、歯科衛生士は歯周検査や口腔衛生状態の改善を主な目的として診療に参加する。

　実際のインプラント埋入手術の検討を行うために、採取した研究用模型上で診断用ワックスアップを行う（**図46**）。診断用ワックスアップをエックス線不透過性材料に置き換えて、診断用ガイドプレートを作成する（**図46**）。診断用ガイドプレートを装着してエックス線検査を行うことで、エックス線写真上に顎骨とワックスアップの歯冠形態が反映される（**図47**）。エックス線写真および研究用模型を考慮しながら、インプラント体の位置、埋入方向、本数、サイズ等を決定していく。

2）外科手術

　インプラント体の埋入手術は、その術式によって1回法と2回法とに分けることができる。1回法術式とは、インプラント体の埋入手術（一次手術）と同時にインプラント体頂部にヒーリングアバットメントと呼ばれる構造体を装着

> **エックス線不透過性材料**
> エックス線写真上に白く映る材料。

> **診断用ガイドプレート**
> インプラントの埋入ポジションや本数を決定するための患者個人の診断用装置。マウスピース形態のものから義歯形態のものまで存在する。

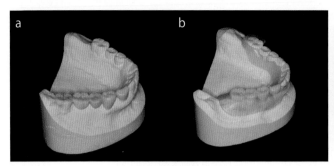

図46　診断用ワックスアップと診断用ガイドプレート
（a）診断用模型にワックスアップと（b）それを基に製作した診断用ガイド
プレートを示す。

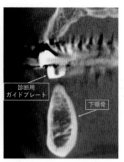

図47　診断用ガイドプレートを口腔内に
装着しCT撮影したエックス線写真
診断用ガイドプレートの歯冠部が、エックス線
写真上に確認できる。この歯冠の位置を参考に
し、インプラントのポジションやサイズを決定
する。

し、手術当日から口腔内にインプラント頂部を露出させる術式である（**図48a**）。
　2回法術式とは、インプラント体の埋入手術（一次手術）を行い、インプラント体を粘膜下に封鎖する術式である（**図48b**）。オッセオインテグレーションが獲得された後、2回目の歯槽頂切開を行い（二次手術）、インプラント体頂部にヒーリングアバットメントを装着し口腔内に露出させる。2回法は、埋入手術から二次手術までの間は、粘膜下にインプラント体があるため骨移植を併用する場合に感染などのリスクが少なく、義歯などの外圧も受けにくいという利点がある。外科手術では、歯科衛生士はアシスタントに入る場合もある。アシスタントは、術野の確保（頬粘膜の圧排、舌の圧排など）と唾液や血液を吸引することが主な業務となる。

> **ヒーリングアバットメント**
>
> インプラント体の頂部に装着する装置。一般的には、1回法の埋入手術時もしくは二次手術時に装着され、インプラント周囲の軟組織の貫通部を形成するために用いる。

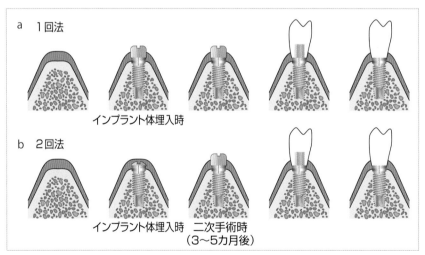

図48　1回法と2回法の術式
（a）1回法の術式。インプラント体埋入時にヒーリングアバットメントが装着され、口腔内に露出している状態である。
（b）2回法の術式。インプラント体埋入時には、インプラント体は粘膜下に置かれ、数か月後に再度切開して（二次手術）インプラント体を露出する。

（1）一次手術

　インプラント体埋入手術を行うにあたり、局所麻酔が欠損部位に適応される。患者が埋入手術に不安を抱いている場合は、静脈内鎮静法を併用することがある。また、口腔外からの骨移植を行う場合や広範囲に及ぶインプラント体埋入手術の場合には、全身麻酔を行うこともある。

　モニタリング装置でバイタルサインを確認しながら、局所麻酔を適応し、粘膜骨膜弁の形成を行う。切開線は、歯槽頂部に設定するのが一般的であり、隣在歯の歯肉溝切開も併せて行う。その後、粘膜骨膜弁を剥離翻転する。上顎では切歯孔、下顎ではオトガイ孔の位置を確認しながら行う。

　歯槽骨が明示された後、インプラントの埋入窩の形成を行う（**図49**）。埋入窩形成時に周囲骨が発熱するとオッセオインテグレーションの獲得に影響が出るため、鋭利なドリルを使用し、滅菌生理食塩水で注水しながら、なるべく圧をかけずにドリリングを行うことが重要である。

（2）二次手術

　二次手術とは、2回法の術式を選択した際に、インプラント体がオッセオインテグレーション獲得後に粘膜貫通部を形成してインプラント体頂部を口腔に露出させる処置のことである（**図50**）。また、二次手術時のマネージメントによっては、インプラント周囲に非可動性粘膜を獲得することが可能となり、最終的な上部構造周囲の口腔衛生にも大きく影響する。

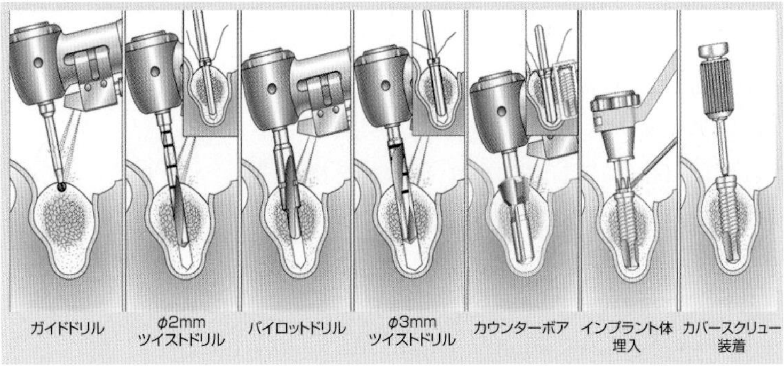

静脈内鎮静法
点滴注射などから静脈麻酔剤等を使用して恐怖感を取り除く方法。施術中は、薬の効果で半分寝ている状態である。

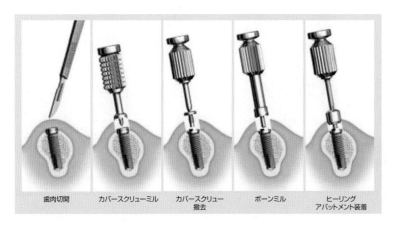

ガイドドリル　φ2mmツイストドリル　パイロットドリル　φ3mmツイストドリル　カウンターボア　インプラント体埋入　カバースクリュー装着

図49　インプラント埋入窩形成とインプラント体埋入の概要（ブローネマルクシステム　プロトコールより抜粋）

歯肉切開　カバースクリューミル　カバースクリュー撤去　ボーンミル　ヒーリングアバットメント装着

図50　二次手術の概要（ブローネマルクシステム　プロトコールより抜粋）

③ 印象採得

インプラントの印象採得は、インプラント体の位置とその周囲組織を作業用模型に再現することを目的としている。インプラント体の位置関係を再現するために、印象用トランスファーコーピング（以下コーピング：**図51**）をインプラント体に装着し印象採得を行う。印象採得法は、オープントレー法とクローズドトレー法に分けられる。印象採得時の歯科衛生士の業務は、トレーへの接着剤の塗布や、ヘビーボディ印象材のトレーへの盛りつけなどを行う。

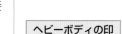
印象用トランスファーコーピング

> **ヘビーボディの印象材**
> 流動性が少ない、硬めの印象材。

> **ライトボディの印象材**
> 流動性がある、やや軟らかめの印象材。

1）オープントレー法

オープントレー法とは、コーピングをインプラント体にスクリューで締結し、そのスクリューの頂部が、あらかじめ繰り抜かれたトレーから出るように印象する方法である（**図51**）。トレーにヘビーボディの印象材を注入し、コーピング周囲には、ライトボディの印象材を注入する。トレーを口腔内に適応すると、あらかじめ繰り抜かれたトレーの穴からコーピングのスクリューの先端が突出する。印象材の硬化後、そのスクリューを緩ませることによって、コーピングがインプラント体から離れ、印象材にコーピングが取り込まれる状態になる（**図52a**）。

2）クローズトレー法

クローズトレー法とは、コーピングをインプラント体にスクリューで固定はするが、トレーには穴を開けずに印象採得する方法である。印象材の硬化後に、コーピングを緩ませるスクリューにはアクセスできないため、印象材撤去時にはコーピングは印象材に取り込まれずに口腔内に残っている。印象材を撤去後に手指でコーピングを印象材に戻す作業が必要となる。それにより、コーピングがずれる可能性があり、一般的にはオープントレー法より精度は劣ると考えられている（**図52b**）。

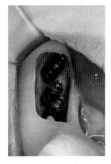

図51　インプラント体にコーピング（赤）を装着し、オープントレーを試適したところ
コーピングの先端がトレーから出るように調節する。

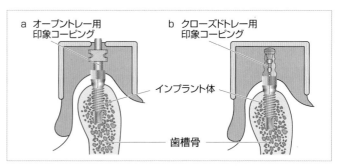

図52　印象採得時のオープントレー法（a）とクローズドトレー法（b）の模式図
オープントレー法は、頂部からコーピングを緩めるためのスクリューがトレーから出ているのがわかる。一方で、クローズドトレー法は、ねじ止めされているコーピングを緩めることはできないため、印象材撤去時には口腔内にコーピングは残ったままである。

④ 顎間関係の記録

　インプラントの咬合採得法は、臼歯部により垂直的顎間関係が安定している場合は、クラウンブリッジと同様にシリコーンバイトの採得を行う。遊離端欠損のような咬合が不安定な場合は、テンポラリーシリンダー（プロビジョナルレストレーション製作時に使用する器具）上に常温重合レジンで製作したオクルーザルテーブルをインプラント体に装着し、咬合採得を行う（**図53**）。また、無歯顎のような多数歯欠損症例では、咬合床などを用いて咬合採得を行う。このステップでは、歯科衛生士は必要に応じてシリコーンバイト、咬合採得用常温重合レジン、咬合床軟化のためのワックススパチュラの用意を行う。

　テンポラリーシリンダーはインプラントのプロビジョナルレストレーション製作時に使用する装置である。筒状の金属であり、インプラントに締結し、シリンダー周囲に常温重合レジンで歯冠形態を製作する。

シリコーンバイト
シリコーンの咬合採得材。

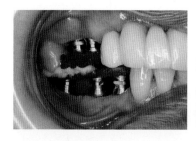

図53　テンポラリーシリンダーを使用したオクルーザルテーブル（赤色）を装着したところ。
口腔内固定用常温重合レジン（緑色）で咬合採得を行ったところ。

Column

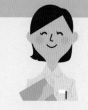

インプラント治療の利点、欠点

　インプラント治療は義歯と比べて装着感が良好であり、天然歯のような噛み心地が得られる。欠損部の骨の状態や軟組織の状態が良好な場合、天然歯のように作ることも可能である。また、ブリッジのように両隣の健全な天然歯を削る必要がなく、さらに、インプラント治療の10年予後は、一般的に90%以上の生存率と言われている。非常にいいことずくめだが、欠点もある。インプラント治療の欠点は、①保険が効かない、②手術を伴う治療となる、③治療期間が長くなるといった点が挙げられる。インプラント治療は、う蝕になることはないが歯周疾患と似たような症状になることがあり、そのような病状をインプラント周囲炎という。インプラント周囲炎の原因菌は、歯周病原菌と類似していると言われている。インプラント周囲炎は一度発症すると完治は難しく、ときには撤去が必要な場合もある。インプラント周囲炎の一番のケアは、口腔衛生状態を良好に保つことである。インプラントの上部構造の形態は天然歯と比べて清掃が難しく、歯科衛生士の腕の見せ所である。

（鬼原英道、近藤尚知）

⑤ 上部構造の装着

1）インプラント上部構造（固定性）の装着

　インプラント上部構造の装着は通常のクラウンやブリッジと同様に模型上で適合や咬合などを十分に確認する（**図54**）。口腔内への装着はアバットメントを装着した後、まず、コンタクトの調整を行い、インプラントの適合性を確認した後に咬合調整を行う。インプラントと天然歯では相違点もあることから、特有の性質を理解し、調整・装着する必要がある。調整後には補助器具（歯間ブラシやスーパーフロス等）も用いた清掃指導を十分に行う（**図55**）。

（1）被圧変位量

　インプラントには歯根膜がないことから天然歯と異なり、生理的動揺はほとんどない。そのため、隣在歯とのコンタクトは天然歯で適正とされる $50\mu m$ ではゆるすぎるため、デンタルフロス等を用いて調整を行う。咬合接触は天然歯と混在した場合には軽く咬合した状態で咬合紙（約 $30\mu m$）が引き抜ける程度（**図56**）、強い咬合時に天然歯と同程度に接触させ、可能であれば偏心位での咬合接触を与えないようにする。

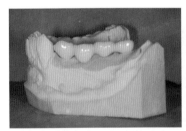 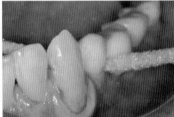 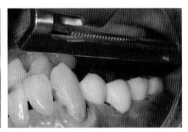

図54　模型上で適合や咬合などを十分に確認 　　**図55**　補助器具も用いた清掃指導を十分に行う 　　**図56**　咬合紙（約 $30\mu m$）を使用した咬合接触の確認

（2）固定方法

① スクリュー固定（p.115 **図44**）

　上部構造をスクリューで固定するインプラント特有の装着方法である。メーカーによって規定されている締結トルクによって固定する。上部構造にはアバットメントもしくはインプラント体とスクリューで連結するアクセスホールが存在するため、ホールが深い場合には綿球やストッピングなどを充填した後、仮封用レジンもしくはコンポジットレジンによって封鎖する。

② セメント固定（p.115 **図45**）

　アバットメントをスクリューで締結後、通常のクラウンと同様にセメントで固定する。インプラントの場合、アバットメントとインプラント体が精巧に製作されていることやメインテナンス等で着脱することを考慮し、基本的には着脱可能な仮着用セメントで装着する。セメントの残存はインプラント周囲炎を惹起する原因であるため、取り残しがないか十分に確認する必要がある。

2）インプラントオーバーデンチャーの装着

　インプラントにアタッチメントを装着し、支持および維持を求めた義歯をインプラントオーバーデンチャーと呼ぶ（**図57**）。アタッチメントの装着方法は各アタッチメントのシステムによって異なるが、基本的には口腔内で直接法によりスクリュー締結して行われる。次に、メールとフィメールを嵌合させ、義歯床内面に常温重合レジンを築盛し、咬合圧下で硬化させる。硬化後に余剰レジンを除去して研磨を行い完成とする。その際に、築盛するレジン量や義歯着脱のタイミングを誤るとアタッチメント下のアンダーカット領域で常温重合レジンが硬化し、義歯が取り外せなくなってしまう危険性がある。フィメールの装着時はワックス等を利用して口腔内で直接アタッチメント下のブロックアウト行うか、義歯側にレジンの遁路を設けるなどにより防止する（**図58**）。

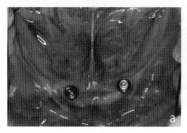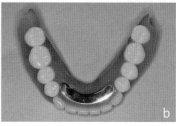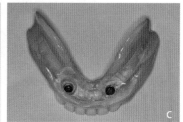

図57　インプラントオーバーデンチャー

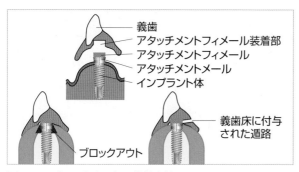

図58　アタッチメントの装着方法

（大久保力廣、新保秀仁）

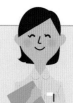

第6章　やってみよう

以下の問いに○×で答えてみよう（解答は巻末）

1．支台築造で歯質切削量は減少する。
2．築造体は金属製よりもファイバーポストを用いたコンポジットレジン製のほうが透光性に優れる。
3．直接法は間接法より歯質の削除量が少ない。
4．インプラント体と骨との間には、歯根膜が存在する。
5．印象採得法でクローズドトレー法は、トレーにコーピング撤去用の穴を開ける。

第 7 章

デジタルデンティストリーによる
クラウンブリッジ治療の
臨床ステップと診療補助

7

1. デジタルデンティストリーによる
   クラウンブリッジの種類
2. デジタルデンティストリーによる
   クラウンブリッジ

おぼえよう

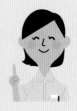

❶ デジタルデンティストリーの利点について理解する。

❷ 保険診療に導入されたCAD/CAM冠について理解する。

❸ CAD/CAMテクノロジーで使用される材料について理解する。

❹ CAD/CAMシステムの構成要素について理解する。

❺ 口腔内スキャナーの特徴について理解する。

❻ ジルコニアクラウンの接着操作について理解する。

　これまで補綴治療は、異なる患者の症例に応じたオーダーメイドで歯冠修復物などが「アナログ的（手作業）」に製作されてきた。このため、製作者の知識や技術力、経験などによってその出来映えは大きく異なり、品質管理のうえからも常に安定的に供給されているとは限らない。近年、コンピュータ支援によるデジタル化とともに、新素材の開発や技術革新によって安全・安心な修復物を安定的に患者へ供給することが可能になってきた。デジタルデンティストリーは、検査や診断のサポート、治療支援、治療効果の評価、装置の安全かつ迅速な製作、情報の伝達、保存、共有化、作業環境の改善など患者や歯科医療従事者にとって多くの利点がある。

1　デジタルデンティストリーによるクラウンブリッジの種類

　デジタルデンティストリーのなかでも補綴治療に利用される CAD/CAM テクノロジーは、これまでの補綴修復治療のプロセスを大きく変化させてきた。従来からクラウンブリッジの製作において用いられてきた材料として、金属はワックスアップ→埋没・鋳造、レジン系材料は築盛→重合、そしてセラミックスは築盛→焼成の異なるプロセスでアナログ的に行われ、完成物の出来映えは安定しているとはいい難かった。しかし、CAD/CAM テクノロジーの導入によって、これらの材料の大部分はブロックやディスクに加工される（**図1**、**表1**）。つまり、これらのブロックやディスクは、製造過程において高密度、高圧下で均質に凝縮加工され、気泡や不純物の混在はありえない。コンピュータ支援によって切削加工をするため、もとの素材の特性はまったく変化しないことから、完成されたクラウンブリッジは常に安定的に高品質で加工される。

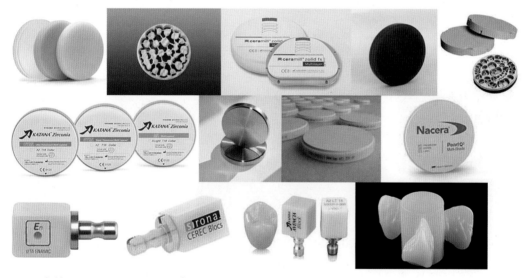

図1　歯科用 CAD/CAM テクノロジーで使用される材料の種類

表1　歯科用 CAD/CAM テクノロジーで使用される材料のブロック・ディスク

セラミックス系	ガラスセラミックス（e.max CAD, Celtra Duo） 高密度結晶体（LAVA, KATANA, Aadva, ZR-SS, inColis, Bruxzir）
金属系	Co-Cr 合金（EOS SP2, Cara CoOr milled, Cara CoCr SLM, CAMselect） Ti 合金（Ti64, ZENOTEC Ti, Ceramill ti） 純 Ti（GN-1 チタン, Everest T-Blank, Ti by Compartis, ZENOTEC Ti pur）
レジン系	アクリルレジン（Vita CAD-Waxx, IPS AcryCAD, Cearmill PMMA, Telio CAD） ポリアミド（CopraDur PA） 繊維強化型レジン（Everest C-Temp, Trinia） ハイブリッド型 CR（Vita CAD Temp, Ceramill Comp, Cerasmart, Blok HC） ワックス（Cercon base wax, ZENOTEC Wax, Ceramill Wax） ポリウレタン（ZENOTEC Model, Copra Mpodel） スーパーエンプラ（Ceramill PEEK, DD PeekMed, CopraPeek, Pekkton ivory）

　CAD/CAM テクノロジーに用いられる素材はコンポジットレジン系および
セラミックス系材料によるメタルフリークラウンが中心となる。

1）素材による分類

（1）CAD/CAM 冠（図 2）

　2014 年 4 月に「歯科用 CAD/CAM システムを用いたハイブリッドレジンに
よる歯冠補綴」として上下顎小臼歯に対して保険診療に導入され、特定保険
医療材料として「CAD/CAM 冠用材料」が適用材料として承認された。その
後、2016 年 4 月には金属アレルギー患者に限って、大臼歯部にも適用拡大さ
れた。2017 年 12 月には、CAD/CAM 冠用材料の新たな開発によって下顎大
臼歯部への適用が認められた。大臼歯部適用の CAD/CAM 冠用材料（ブロッ
ク）の材料特性は**表 2** に示すとおりで、審美的で生体安全性も高いが、金属冠
とは異なり、口腔内での長期的使用では色調変化や摩耗などが起こる可能性も
ある。しかしこれまで、保険診療において金属材料を多用する傾向にあったな
か、CAD/CAM 冠の保険導入は、審美的不良、支台歯や歯肉の変色、歯根破折、
金属アレルギーなどの金属の修復物によって生じる問題を回避するうえから画
期的なものであるといえる。

CAD/CAM 冠

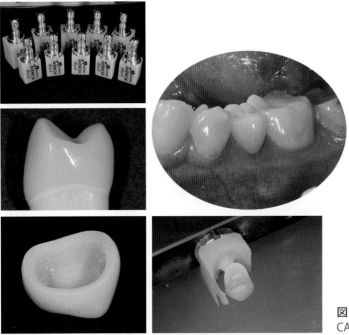

図 2　医療保険に適用されている CAD/
CAM 冠

表 2　大臼歯部適用の CAD/CAM 冠用ブロックの機械的特性

項目	無機フィラー含有量 （wt%）	ビッカース硬さ （Hv0.2）	曲げ強さ （MPa）	吸水量 （μg/mm^3）
保険適用要件	70　以上	75　以上	240　以上	20　以下
JDMAS タイプ 2 要件	-	55　以上	240　以上	32　以下

（2）セラミッククラウン（オールセラミッククラウン）

CAD/CAMシステムで使用されるセラミックス材料の種類は**表3**に示すとおり、シリカが主成分かどうかで大きく二分される。シリカが主成分のセラミック材料は、光透過性に優れ、接着技法も確立されているが、一部のセラミック材料は機械的強度が低く、適用範囲も限定される。リューサイト強化型セラミックスや二ケイ酸リチウム含有セラミックスは色調再現性、光透過性にも優れ、切削加工によるラミネートベニア、インレー、クラウンに適用される（**図3**）。これに対してシリカを主成分としないセラミック材料は、高密度焼結体など機械的特性に優れているために強度があり、前歯部や小臼歯部の小ユニットのブリッジまで適用可能なものもある。

一方、CAD/CAMテクノロジーの適用によって初めて使用することができるようになった材料があり、ジルコニア（酸化ジルコニウム）は高い機械的特性を有し、クラウンだけでなくブリッジやフレームワーク（**図4**）にも適用可能である。ジルコニアのブロックには、切削加工時の状態が部分焼結体のものと完全焼結体のものがあり、前者は比較的軟らかい状態で大きめに切削加工され、その後、電気炉内で1,400～1,500℃で焼結し、実寸に戻し、本来の機械的特性を発揮させる。切削加工時間が短く、切削用バーの損耗も少ない。完全焼結体では切削加工に時間がかかるが、切削後の焼結による収縮が生じないのが特徴である。

セラミッククラウン
（オールセラミッククラウン）

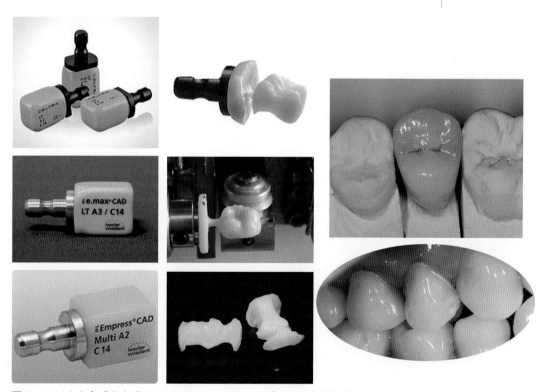

図3　シリカを主成分とするCAD/CAMセラミックブロックと修復物

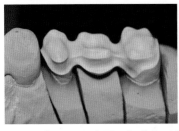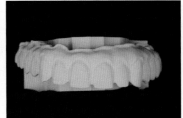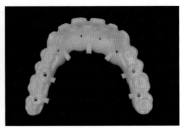

図 4　ジルコニアを用いたブリッジおよびインプラント上部構造のフレーム

表 3　CAD/CAM テクノロジーで使用されているセラミック材料の種類

		曲げ強さ（MPa）	適用
シリカが主成分の セラミック材料	長石系陶材	100 ～ 150	インレー、アンレー、部分被覆冠
	リューサイト強化型 セラミックス	160	インレー、クラウン、ラミネートベニア
	ニケイ酸リチウム含有 セラミックス	500	インレー、アンレー、ラミネートベニア、クラウン、3 ユニットブリッジ（小臼歯まで）、インプラント上部構造
	ジルコニア含有ケイ酸 リチウムセラミックス	420	インレー、アンレー、クラウン、ラミネートベニア
シリカが主成分で ないセラミック材料	ガラス浸透型アルミナセ ラミックス	450 ～ 600	クラウン、前歯部 3 ユニット ブリッジのフレーム
		350	前歯部クラウンのフレーム
		700	臼歯部クラウン、3 ユニット ブリッジのフレーム
	高密度焼結方アルミナセ ラミックス	660	クラウンのフレーム
	ジルコニア セラミックス	900 ～ 1200	クラウン、ブリッジのフレーム、フルジルコニアクラウン

（末瀬一彦ほか編：最新 デジタルデンティストリー , 医歯薬出版 , 東京 , 2018. より引用改変）

2）構造による分類

（1）モノリシッククラウン

モノリシッククラウン

単一材料で一塊に製作された修復物の総称を示し、ジルコニア単一で製作されたクラウンをフルジルコニアクラウンともいう。最近は多層構造で高透光性のブロックやディスクが開発され、審美的なクラウンを切削加工で製作することも可能である。必要に応じて色調再現のためステインを施すことがある。ジルコニアは機械的強度に優れているため、支台歯形成の削除量が従来の前装冠に比較して少なく、歯質保全の観点からも推奨される（**図 5**）。

（2）レイヤードクラウン

レイヤードクラウン

高度な審美性が要求されたり、モノリシッククラウンでは複雑なシェードに対応できない場合に、高強度のセラミック材料を用いてフレームを切削加工し、その上にアナログ的な技術力によって、専用のポーセレンを築盛、焼成、レイヤリングする修復物が適用される（**図 6**）。フレーム材としてジルコニアが適用されることが多く、支台歯の色調に応じた切削用ディスクを選択する。また、フレーム形状が不適切であったり、レイヤリング用のポーセレンが適切でなければ、口腔内装着後にレイヤリングされたポーセレンの微小破折（チッピング）が生じることがある。

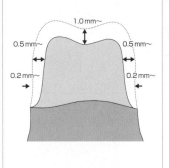

臼歯支台歯形成
（フルクラウン）

1.0mm～
0.5mm～　　　0.5mm～
0.2mm～　　　0.2mm～

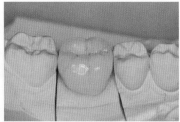

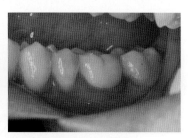

図5 モノリシックジルコニアクラウンの支台歯形態と修復物

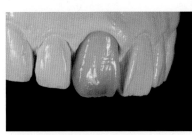

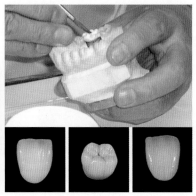

図6 ジルコニアレイヤードクラウン（ジルコニアボンドクラウン）

2 デジタルデンティストリーによるクラウンブリッジ

　CAD/CAM テクノロジーによるクラウンブリッジの製作プロセスは、石膏歯型や口腔内の支台歯の形状採得（スキャニング）に始まり、その三次元的な形状データから CAD ソフトによるクラウンブリッジの設計、CAM ソフトによる材料選定、加工プログラムの設定が行われた後、加工装置によってブロックやディスクからクラウンブリッジが切削加工される。すなわち、クラウンブリッジの製作においては、スキャニングから CAD ソフト、CAM ソフト、加工装置へはすべてデータの送受信によって行われる（**図7**）。

1 印象採得

　歯科臨床において補綴装置の製作は口腔外の間接作業によって行われてきた。そのためクラウンブリッジ修復では、支台歯をシリコーンゴム印象材や寒天アルジネート酸印象材によって形状再現するための印象採得が行われてきた。
　CAD/CAM テクノロジー導入後、形状採得には2種類ある。1つは従来の

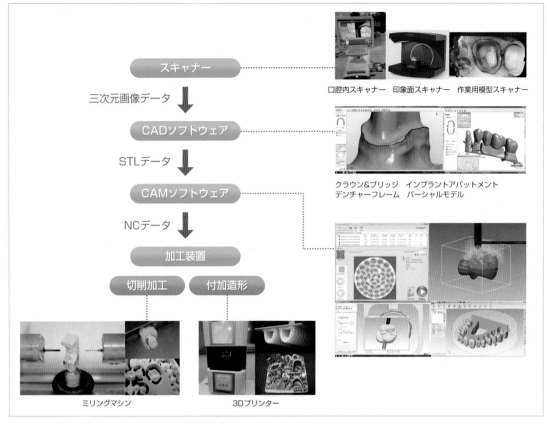

図7　歯科用 CAD/CAM システムの構成要素

印象採得後、作業用模型を製作し、モデルスキャナー（模型スキャナー）を用いて支台歯（歯型）の三次元的形状が構成される。もう1つは、これまで行われてきた印象採得を排除し、直接口腔内をスキャニングすることによって形状情報を取得する方法である。

1) モデルスキャナーによる形状採得

　従来の印象材による印象採得後、石膏による作業用模型を製作し、この模型の三次元的形状を固定式の3Dスキャナーで3Dデータとして取り込む方法である。スキャニングの方法には接触式スキャナーと非接触式スキャナーがある（**図8**）。

　接触式スキャナーでは、支台歯などの測定対象物の表面に触針（プローブ）を接触させて、その形状を取得する。測定精度は高いが、計測に時間がかかることと、模型を破損させる危険があることから最近ではほとんど用いられない。これに対して非接触式スキャナーでは、測定対象物にレーザー光を照射して対象物からの反射光の距離を測定し三次元データ化する方法と、測定対象物に規則的な縞状のパターン光を投影し、測定対象物の形状によって変形したパターン光を測定する方法がある。最近のモデルスキャナーはスキャニング精度の向

上、計測時間の短縮に加えて、色情報を付加することも可能となっている。

2）口腔内スキャナーによる形状採得

口腔内スキャナー

　直接口腔内において光学的に支台歯の表面形状の計測を行うもので（**図9**）、三次元モデルとして支台歯の形成面、対合歯や咬合に関する情報を得る。形状データを取り込む方法としてはビデオシーケンスと写真イメージがあり、いずれもデジタルデータとして採得され、画面上にはバーチャルモデルとして反映される。直接口腔内スキャナーで形状採得を行うことによって、従来から行われてきた間接作業における印象採得、作業用模型が不要になる。なお、歯科技工作業において模型が必要な場合は、口腔内スキャナーによって得られたデータから3Dプリンターなどで模型を復元することも可能である。

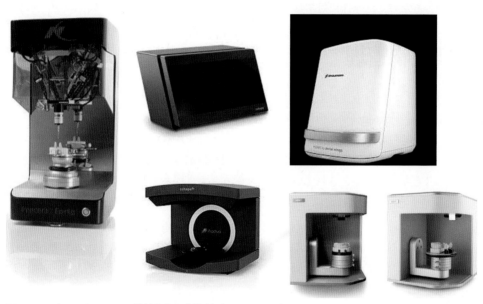

図8　モデルスキャナー（接触式と非接触式スキャナー）

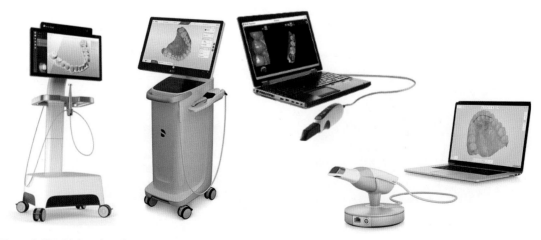

図9　各種口腔内スキャナー

口腔内スキャナーを用いた光学印象は、従来の精密印象、作業用模型に代わるものであり、多くの利点を有している。すなわち、患者の違和感、不快感の軽減、感染リスクの低減、リアルタイムで支台歯形状などの確認、再スキャンが可能、画像データとして保存、伝達が可能であることなどが挙げられる（**表4**）。口腔内スキャナーによる光学印象は、従来の間接作業と同等の精度を有することも確認されているが、常に安定した精度を得るためには操作に対するトレーニングが必要である。

表4　口腔内スキャナーの特徴

1）印象採得時の苦痛軽減、感染防止
2）リアルタイムでの可視化
3）再印象（スキャン）が容易
4）支障のある部位のみの選択スキャンが可能
5）トレーの洗浄、滅菌が不要
6）支台歯形成の分析が可能
7）模型の損耗がない
8）短時間で情報の保存、伝達が可能
9）修復物の即日処置も可能（支台歯の汚染がない）
10）バーチャルフォローアップ（口腔内の分析）が可能
11）色調再現が可能（色調選択が可能）
12）データの融合が可能（フェイシャルスキャナーやCT）

❷ 歯科技工物管理

歯科技工物は歯科医師の指示のもとに歯科技工士によって間接作業で製作され、歯科診療所で患者の口腔内に装着される。いわゆる人工臓器に匹敵する装置であることから、製作プロセスにおけるトレーサビリティー（生産履歴）が明確でなければならない。現在も補綴装置管理録によって、製作プロセスの詳細な内容を記載することが努力目標とされているが、すべて手書きであるため歯科技工作業中に記載することは煩雑である。CAD/CAMテクノロジーはすでに工業界でも実績のある製造システムであることから、バーコードの付与によって生産ラインを管理することは容易である（**図10**）。

さらに、CAD/CAM冠が保険導入されたときから、CAD/CAM冠用材料であるブロックにはトレーサビリティーシールやLot番号が同封され（**図11**）、ブロックの安全性が確保されている。このシールは患者カルテおよび歯科技工指示書に添付することが義務づけられている。今後は、歯科技工物の品質管理がなされ、安全な補綴装置であることが患者に説明できるようになる。

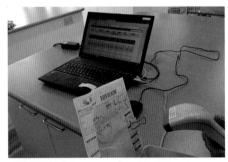

図10　歯科技工物のトレーサビリティー（バーコード）

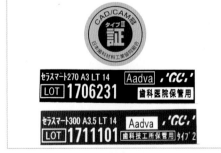

図11　CAD/CAM冠用ブロックのトレーサビリティー（認証マーク、トレーサビリティーシール）

③ 調整と研磨

　CAD/CAMテクノロジーで製作されたクラウンブリッジは、そのまますぐに口腔内に装着されるものではなく、マージンおよび隣在歯や対合歯に対する調整、研磨が必要である。CAD/CAM冠用材料は基本的にハイブリッド型コンポジットレジンで、ナノサイズのセラミックス系無機質フィラーとマトリックスレジンが製造過程において高密度、高圧下で完全重合されているため、気泡の混入はなく、均一で高強度である。研磨は粗から細にポイントの粒子を細かくしていくが、最終的には適量な研磨剤によって低回転数で、熱が発生しないよう軽く研磨する必要がある。一方、ジルコニアはエナメル質よりもはるかに硬く、粗面の状態では対合歯のエナメル質を摩耗させる危険性がある。基礎実験の結果では、鏡面ほどに研磨されたジルコニアはエナメル質を摩耗させないことも明らかである。したがって、ダイヤモンド微粒子を含むような専用の研磨器材を利用して細心の注意をもって研磨しなければならない。

④ 装着

　CAD/CAMテクノロジーで製作されたクラウンブリッジは、ハイブリッド型コンポジットレジン、シリカを主成分とするセラミックスと主成分でないセラミックスが大部分である。いずれの素材も脆性材料であることから、支台歯への装着にあたっては必ずレジンセメントを用いて支台歯との一体化を図り、装着後の脱離や破折を避けなければならない。「接着」とは2つの面を張り合わせることであり、支台歯面とクラウン内面の前処理がきわめて重要になる。

1）支台歯面の前処理

　支台歯からプロビジョナルクラウンを撤去し、仮着材の除去を徹底的に行った後、PMTCで用いる清掃用ブラシで歯面の清掃を行う。薬剤やクリーナー剤を使用した場合は、徹底的に水洗を行う。レジンセメントの種類に応じて、必要な場合は象牙質ボンディング材を塗布する。

2）CAD/CAM冠およびシリカを主成分とするセラミッククラウン内面の処理

　接着直前に軽圧でアルミナブラスト処理を行う。これは内面の汚染物の除去とともにCAD/CAM冠の場合は素材に含まれている超微粒子フィラーの突出を図るためである。ブラスト処理後は強圧なエアーで内面に残留したアルミナ粒子を除去する。その後、シリカを接着のターゲットとしているγ-MPTSなどを含むプライマー（シランカップリング材）をクラウン内面に1層塗布し、10秒ほど放置してから十分乾燥させる。

脆性材料

外力を除いても元に戻らない変形（塑性変形能）が小さい材料。引張試験における伸びの量が尺度となる。石膏やセラミックス材料などは典型的な材料である。

3）ジルコニアクラウンの接着

　クラウン内面を軽圧でブラスト処理を行った後、エアーで十分乾燥させる。さらに MDP などのリン酸エステル系モノマーを含有するプライマーを一層薄く塗布し乾燥させる。

　クラウンブリッジの支台歯への接着操作は治療の最終段階であり、とりわけ慎重に行わなければ、これまでの処置が水の泡になってしまう。口腔内での接着操作には、多くの接着阻害因子があり（**表5**）、すべて排除する必要がある。また、最近のレジンセメントは機械的特性に優れ、自動練和によるペーストタイプが多く（**図12**）、取り扱いが容易である。レジンセメントには、支台歯面処理やクラウン内面の前処理が必要なプライマー併用型と、前処理が必要でないセルフアドヒーシブ型があるので、取り扱いには十分留意しなければならない。セルフアドヒーシブ型であっても支台歯面およびクラウン内面をブラスト処理などで清浄することに変わりない。

表5　口腔内の接着阻害因子

1. プラーク
2. 歯石
3. ステインなどの沈着物
4. 唾液
5. 血液
6. 滲出液
7. 水分
8. 唾液などの乾燥物
9. 呼気中の水分
10. 金属表面の厚い酸化膜
11. 仮着材や仮封材の残渣
12. ピンセットに付着した咬合紙の色素
13. 製作時に使用した分離材
14. 印象材や適合検査材のシリコーンオイル
15. コンプレッサーからの水やオイル

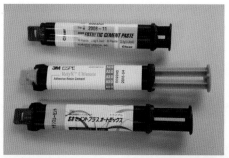

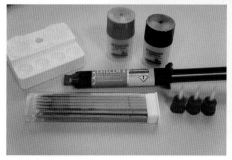
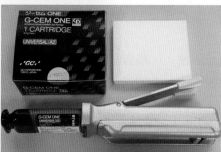

図12　最近のレジンセメント

（末瀬一彦）

第7章　やってみよう

以下の問いに○×で答えてみよう（解答は巻末）

1．CAD/CAMシステムとはコンピュータ支援による設計・製作をいう。

2．CAD/CAM冠はセラミッククラウンである。

3．CAD/CAM冠は金属アレルギーを生じない。

4．ジルコニアの曲げ強さは100 MPa程度である。

5．ジルコニア単一で製作されたクラウンをモノリシッククラウンという。

6．口腔内スキャナーを用いれば即日処置が可能である。

7．口腔内スキャナーのデータは長期保存ができない。

8．口腔内スキャナーは患者の苦痛軽減に有効である。

9．CAD/CAM冠装着時には、患者カルテにトレーサビリティシールを添付する。

10．ジルコニアの装着においてクラウン内面をアルミナブラスト処理する。

第8章

有床義歯治療の臨床ステップと診療補助

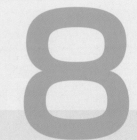

1．有床義歯　①検査から印象採得
2．有床義歯　②咬合採得から試適
3．有床義歯　③装着から調整
4．有床義歯　④リライン、リベース、修理

おぼえよう

① 有床義歯の咬合採得は下顎の位置記録だけではなく、人工歯排列位置も決定する。

② 咬合平面はカンペル平面やHIPプレーンにほぼ平行である。

③ 上顎中切歯の切縁の位置は切歯乳頭からおおむね8～10 mm前方にある。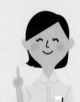

④ 垂直的顎間関係の記録には下顎安静位を利用することが多い。

⑤ ゴシックアーチ描記法は水平的顎間関係の設定に用いる。

⑥ 義歯の適合性を調べる検査には、適合試験材を用いた適合試験を行う。

⑦ 義歯の咬合接触状態を調べる検査には、咬合紙を用いた咬合検査を行う。

⑧ 長期使用により生じた有床義歯の対応には、リライン、リベース、修理がある。

⑨ リラインとは義歯床粘膜面の1層を新しい材料に置き換える処置である。

⑩ リラインは咬合関係と床辺縁形態に問題がない状態で行う。

⑪ 口腔内で行う直接法と口腔外で行う間接法がある。

1 有床義歯 ①検査から印象採得

① 検査

有床義歯治療の対象者の多くは高齢者であり、義歯製作ステップに入る前に、口腔内にとどまらず、患者の QOL（quality of life：生活の質）がどのような状態にあるのかを把握する必要がある。また、医師立脚型医療（DOS）から患者立脚型医療（POS）の医療が重視されるようになっていることから、近年の検査法の特徴としては、治療前後での効果を簡便で再現性が高く、患者主体の評価が可能な検査も注目されている。ここでは、高齢者の口腔機能低下症の診断において有効な検査を含めて紹介する。

1）画像検査

歯を喪失すると歯槽骨は吸収し、有歯顎時には口腔内に近接していなかったオトガイ孔も無歯顎者では顎堤粘膜の直下に位置することがあり、義歯装着時の疼痛の原因となることがある。また、口腔内の診察において歯冠歯質がなくても、歯槽骨内に破折した残根や埋伏歯が存在する場合があり、パノラマエックス線検査は有床義歯製作前の有効な検査である。また、最近では CT 画像や MR 画像から立体画像を構築して、視診では困難な人体内部の構造を検査できる。

2）ゴシックアーチ描記法

ゴシックアーチ描記法は、描記針と描記板を用いて下顎の限界運動（前後、側方）を行わせてその軌跡を記録するものである。その軌跡が中世ゴシック風建築の屋根の形状に類似していることから Gysi によって名づけられた。軌跡の方向や左右の対称性、長さにより、下顎運動をつかさどる顎関節に異常がないかを検査できるだけでなく、任意の下顎位を記録して義歯製作時の咬合付与に利用することができる。装置を設置する部位により、口内法と口外法がある。

3）口腔機能低下症の診断のための検査

p.78 ～ 81 参照

口腔機能低下症の診断のための検査には、次の 7 項目があり、うち 3 項目で機能低下が認められた場合、口腔機能低下症と診断される。

① 口腔衛生状態不良（TCI：舌苔の付着程度 50％ 以上）
② 口腔乾燥（口腔粘膜湿潤度、唾液量：サクソンテスト）
③ 咬合力低下（咬合圧検査、残存歯数）
④ 舌口唇運動機能低下（オーラルディアドコキネシス）
　滑舌度 /pa/, /ta/, /ka/ のいずれかの 1 秒あたりの回数が 6 回未満

医師立脚型医療（DOS）
医療従事者目線で、科学的かつ客観的データに基づく医療。

患者立脚型医療（POS）
患者目線による主観的評価や患者の社会的生活背景等を考慮しながら行う医療。

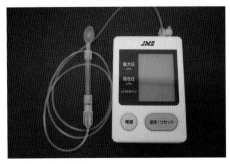

図1　舌圧測定器

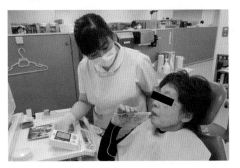

図2　舌圧測定器での測定

⑤ **低舌圧（舌圧測定）（図1、2）**

⑥ **咀嚼機能低下**

⑦ **嚥下機能低下**

嚥下スクリーニング検査：嚥下スクリーニング質問紙（EAT-10）または自己式質問票（聖隷式嚥下質問紙）のいずれかの方法で評価。

4）患者満足度、口腔 QOL の検査

VAS 法、NRS 法、FRS 法は、患者が現状を指で指し示すという簡単な方法である（**図3**）。主観的評価ではあるが、患者立脚型医療（POS）には有効な検査法であり、義歯使用患者の満足度の指標として治療の前後で実施される。

食品摂取アンケートも、患者の主観的評価であるが、失われた摂食嚥下機能がどの程度か、具体的に把握することができ、食生活を把握する診療開始前の検査として有効である（**図4**）。また、有床義歯補綴によりどこまで回復させたいのか、治療目標の設定の際にも、患者とのコミュニケーションツールとしても利用できる。

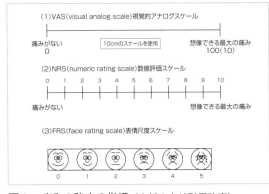

図3　痛みの強さの指標（文献1より引用改変）

食品摂取アンケート表

下記の食品について、食べられる場合に○、困難だが食べられる場合に△、食べられない場合には×、嫌いだから食べない、食べたことがない場合に□を（ ）内につけてください。

例　とうふ（○）　あわび（×）　酢だこ（△）　とり貝（□）

1. とうふ	（ ）	2. 焼もち	（ ）	3. （漬）だいこん	（ ）
4. りんご	（ ）	5. 堅いビスケット	（ ）	6. 佃煮こんぶ	（ ）
7. きゅうり	（ ）	8. ごぼう	（ ）	9. いかの刺身	（ ）
10. ピーナッツ	（ ）	11. （漬）なす	（ ）	12. 堅いせんべい	（ ）
13. 柔らかいステーキ	（ ）	14. とり貝	（ ）	15. うどん	（ ）
16. ごはん	（ ）	17. ハム	（ ）	18. りんご丸かじり	（ ）
19. あわび	（ ）	20. こんにゃく	（ ）	21. いちご	（ ）
22. おこし	（ ）	23. ガム	（ ）	24. 古いたくあん	（ ）
25. （生）にんじん	（ ）	26. （煮）たまねぎ	（ ）	27. レタス	（ ）
28. エビ天ぷら	（ ）	29. 乾燥した貝柱	（ ）	30. （焼）豚肉	（ ）
31. かまぼこ	（ ）	32. 酢だこ	（ ）	33. （煮）にんじん	（ ）
34. （煮）さといも	（ ）	35. ゆでたきゃべつ	（ ）	36. 乾燥したイカ	（ ）
37. 乾燥したイカ	（ ）	38. するめ	（ ）	39. （揚）鶏肉	（ ）
40. （生）きゃべつ	（ ）	41. たくあん	（ ）	42. プリン	（ ）

図4　食品摂取アンケート（文献2より引用改変）

（井野　智）

文献

1）一般社団法人 日本ペインクリニック学会 ホームページ　https://www.jspc.gr.jp/igakusei/igakusei_hyouka.html

2）市川哲雄 編集代表：無歯顎補綴治療学, 第3版, 医歯薬出版, 東京, 2016, 74.

② 印象採得[1-5]

　有床義歯製作のために必要な各種検査が行われた後、印象採得前に患者の顎口腔の状態に応じて補綴前処置が検討される。補綴前処置とは、有床義歯製作の際に支障をきたすような顎口腔環境を改善するためのさまざまな歯科処置である。具体的には、抜歯、骨鋭縁や骨隆起の切除などの外科処置、歯冠修復や根管治療などの保存処置、スケーリング・ルートプレーニングなどの歯周治療、部分矯正などの歯科矯正治療および支台歯へのガイドプレーンやレストシートの形成が挙げられる。その他、不適合な義歯の機械的刺激により欠損部顎堤粘膜に軟組織の過形成や褥瘡性潰瘍が認められる場合、必要に応じて増生した軟組織の外科的切除および粘膜調整材による粘膜の回復が行われ、また、口腔衛生状態が不良の場合には、義歯製作前に歯科衛生士が口腔清掃の方法を指導する。

　印象採得は、概形印象採得、精密印象採得の順で行われる。概形印象採得のため、患者の顎堤の大きさに準じた既製トレーを選択し、口腔内に試適する。概形印象採得では、義歯の印象域に必要とされる解剖学的指標が確実に含まれるように印象採得を行う。そのため必要に応じて、ユーティリティワックスの添加、プライヤーによる屈曲および金冠ばさみでの削除などの方法で、既製トレーの辺縁部の形態を修正する。概形印象では、印象操作が容易で安価なアルジネート印象材が用いられるが、辺縁部の追加や削除が可能な熱可塑性のモデリングコンパウンドを用いる場合もある。

　概形印象採得後、印象に石膏を注入し、研究用模型（スタディモデル）を製作する。研究用模型にトレー外形線を設定し、個人トレー、ベースプレート用常温重合レジンを用いて、患者の歯列や顎堤の形状に合わせた個人トレーを製作する。個人トレーを用いることにより、印象材の量を少なくすることができる。また、印象材の厚さを比較的均一にできるため印象の変形が少ない。

　個人トレーを患者の口腔内に試適した後、頬、口唇、舌の動きに調和した義歯床縁形態を得るために筋圧形成を行う。アルコールトーチランプを使用し軟化させたモデリングコンパウンドを個人トレー辺縁に添加し、軽く温湯につける。個人トレーを口腔内に戻し、頬、口唇、舌の動きを記録する。個人トレーの全周を5〜6分割してモデリングコンパウンドの添加、削除と頬、口唇、舌の動きの記録を繰り返し、個人トレーの辺縁形成を行う。この操作を筋圧形成という。筋圧形成の際、軟化したモデリングコンパウンドを添加した個人トレーをそのまま口腔内に圧接すると火傷するおそれがあるため、個人トレーはラバーボールに準備した温湯に軽くつけてモデリングコンパウンドの温度を下げてから口腔内に挿入する。

　個人トレー辺縁全体の筋圧形成を行った後、シリコーンゴム印象材を用いて

精密印象採得を行う。シリコーンゴム印象材のほかにも、酸化亜鉛ユージノール印象材など流れがよく、寸法精度や表面精度の高い印象材が用いられることもある。精密印象採得後、印象体に石膏を注入し、作業用模型を製作する。

文献
1）日本補綴歯科学会 編：歯科補綴学専門用語集, 第5版, 医歯薬出版, 東京, 2015.
2）早川巌：コンプリートデンチャーの理論と臨床―総義歯をイメージする, クインテッセンス出版, 東京, 1997.
3）全国歯科衛生士教育協議会 監修：最新歯科衛生士教本　咀嚼障害・咬合異常1　歯科補綴, 医歯薬出版, 東京, 2018.
4）全国歯科衛生士教育協議会 監修：最新歯科衛生士教本　歯科診療補助論, 第2版, 医歯薬出版, 東京, 2018.
5）竹澤保政 監著：イラストと写真でわかる歯科材料の基礎, 第3版, 永末書店, 京都, 2017.

③ 印象採得の術式と診療補助

使用機材

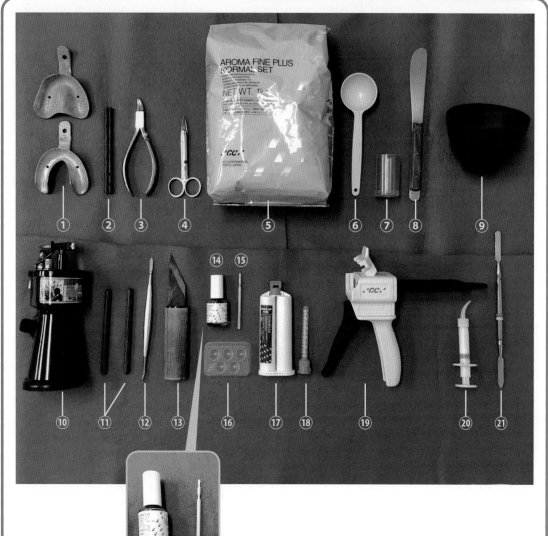

①	既製トレー	②	ユーティリティワックス	③	プライヤー
④	金冠ばさみ	⑤	アルジネート印象材	⑥	計量スプーン
⑦	計量カップ	⑧	印象用スパチュラ	⑨	ラバーボール
⑩	アルコールトーチランプ	⑪	モデリングコンパウンド	⑫	エバン彫刻刀
⑬	小刀（切り出しナイフ）	⑭	接着剤	⑮	ディスポーザブルブラシ
⑯	ディスポーザブルダッペンディッシュ	⑰	シリコーンゴム印象材（カートリッジ）	⑱	ミキシングチップ
⑲	ディスペンサー	⑳	印象用シリンジ	㉑	セメントスパチュラ

診療手順	術者手順 （歯科医師・歯科衛生士）	診療補助および留意点 （歯科衛生士）
１　概形印象採得 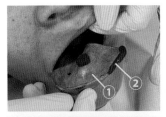 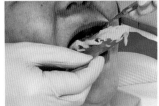	各種検査後、患者の顎堤の大きさに準じた既製トレー（①）を選択し口腔内に試適する。必要に応じてユーティリティワックス（②）、プライヤー（③）と金冠ばさみ（④）を用いて既製トレーの辺縁部の形態を修正する。 余剰の印象材を気泡の入りやすい咬合面や歯肉頬移行部に塗布した後、補助者から受け渡された既製トレーを口腔内へ挿入する。トレー挿入後、頬、口唇、舌を運動させた後、既製トレーを口腔内で保持する。 印象材の硬化後（目安時間２～３分）、口腔内から既製トレーを撤去する。	既製トレー（①）、ユーティリティワックス（②）、プライヤー（③）、金冠ばさみ（④）、アルジネート印象材（⑤）、計量スプーン（⑥）、計量カップ（⑦）、印象用スパチュラ（⑧）とラバーボール（⑨）を準備する。 メーカー指定の混水比と練和時間を守り、アルジネート印象材を均一に練和する。 手際よく印象材を既製トレーに盛る。印象材の量が少ないと顎堤部まで印象材が行き渡らないため、特に歯の欠損部には印象材を多めに盛り上げる。
２　研究用模型の製作 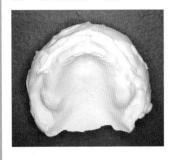	（技工操作）石膏を用いて、研究用模型を製作する。 義歯の印象域に必要な解剖学的指標を確認する。	技工操作に必要な機材：石膏、ラバーボール、石膏スパチュラ、バイブレーター アルジネート印象材は寸法変化を起こしやすいため、印象採得後は唾液や血液を洗い流し、速やかに石膏を注入する。メーカー指定の混水比を守り、粉と水を撹拌する。
３　個人トレーの製作 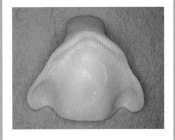	（技工操作）個人トレー、ベースプレート用常温重合レジンを用いて、研究用模型上で個人トレーを製作する。	技工操作に必要な機材：個人トレー、ベースプレート用常温重合レジン、プラスチックボール、プラスチックスパチュラ

診療手順	術者手順 （歯科医師・歯科衛生士）	診療補助および留意点 （歯科衛生士）

4　筋圧形成

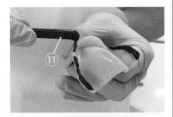

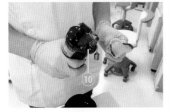

個人トレーを患者の口腔内に試適する。

アルコールトーチランプ（⑩）を使用し軟化させたモデリングコンパウンド（⑪）を個人トレー辺縁に添加し、軽く温湯につける。

個人トレーを口腔内に戻し、頬、口唇、舌の動きを記録する。

モデリングコンパウンドの添加、削除と頬、口唇、舌の動きの記録を繰り返し、個人トレーの辺縁形成を行う。

個人トレー、アルコールトーチランプ（⑩）、モデリングコンパウンド（⑪）、エバン彫刻刀（⑫）、小刀（切り出しナイフ）（⑬）とラバーボール（⑨）に入れた温湯を準備する。

温湯は適温に保つようにする。

5　精密印象採得

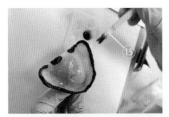

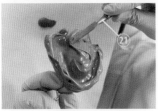

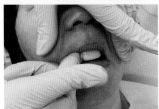

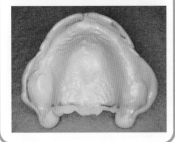

ディスポーザブルブラシ（⑮）を使って接着剤（⑭）を均一に薄く個人トレー内面に塗布し、またトレー外側も辺縁1〜2mm塗布する。

補助者から受け渡された個人トレーに盛られた印象材の量をセメントスパチュラ（㉑）で調節する。個人トレーを口腔内へ挿入し、頬、口唇、舌を運動させた後、個人トレーを口腔内で保持する。

印象材の硬化後（目安時間5〜6分）、口腔内から個人トレーを撤去する。

接着剤（⑭）、ディスポーザブルブラシ（⑮）、ディスポーザブルダッペンディッシュ（⑯）、シリコーンゴム印象材カートリッジ（⑰）、ミキシングチップ（⑱）、ディスペンサー（⑲）、印象用シリンジ（⑳）とセメントスパチュラ（㉑）を準備する。

接着剤をディスポーザブルダッペンディッシュに必要な量だけ入れる。

ディスペンサーにシリコーンゴム印象材カードリッジとミキシングチップを装着する。

シリコーンゴム印象材を個人トレーへ盛り、術者へ渡す。

必要に応じてシリコーンゴム印象材をシリンジに注入して術者へ渡す。

（星合愛子）

2 有床義歯 ②咬合採得から試適

1 顎間関係の記録

　欠損歯が少なく、残存歯で咬合が確立されている場合は、残存歯同士での咬合に基づいて顎間関係を記録する。欠損歯が多い、残存歯による咬合接触がない、あるいは無歯顎の場合は、咬合平面や垂直と水平的顎関係を設定して記録する。

1）咬合平面の設定

　欠損歯が多く、咬合平面の指標となる残存歯がない場合は、咬合平面を設定する必要がある。

　咬合平面の設定にあたり、上顎咬合床を用いて仮想咬合平面を設定する。上顎前歯が欠損している場合、上顎中切歯の排列位置を上顎咬合床の前歯部咬合面に一致させるので、上顎咬合床の咬合平面の高さは、審美性に配慮して上口唇の位置を参考にしなければならない。また、上顎咬合床の唇面に合わせて前歯部人工歯を排列するので、咬合床唇側面の前後的位置も上口唇の張り具合を参考にして設定する（リップサポート）。上顎中切歯の切縁の位置は切歯乳頭からおおむね 8 〜 10 mm 前方にあると言われている。

　上顎咬合床の咬合面の高さを設定した後、咬合面の傾きを調整する。咬合平面は、カンペル平面や HIP プレーン（上顎左右側臼歯部後方のハミュラーノッチと切歯乳頭を結んだ平面）にほぼ平行であると言われている。また、前方から見て、両瞳孔線（左右の瞳孔を結んだ線）と平行になる。咬合面の傾きの確認には、咬合平面板を用いる。

2）垂直的顎間関係

　残存歯で咬合の支持がない場合は、垂直的顎間関係、すなわち咬合高径（咬合の高さ）を設定しなければならない。垂直的顎間関係の設定を誤ると咀嚼、

MEMO

調節性咬合器
　矢状顆路角、側方顆路角、バルクウィル角などが平均値に設定された平均値咬合器とは異なり、調節性咬合器では矢状顆路角、側方顆路角などを患者固有の値に設定できる。顆頭間距離や顆頭（下顎頭）を生体と全く同じに再現できる咬合器を全調節性咬合器、顆頭の動きを簡易的に直線で再現できる咬合器を半調節性咬合器と呼んでいる。

発音および審美性を障害する。

　垂直的顎間関係の設定には、下顎安静位を利用する安静空隙利用法が多く利用される。この方法では、上下顎間に2〜3 mmの空隙（安静空隙）があることから、下顎安静位から2〜3 mm低い位置に咬合高径を設定する。その際、バイトゲージもしくはノギスを用いて、鼻下点・オトガイ点間距離を計測する。

　そのほか、嚥下時の下顎位が中心咬合位付近になることを利用する嚥下運動利用法、"s"、"f"、"v"などの発音を利用する発語利用法、鼻下点・オトガイ点間距離を瞳孔・口裂間距離（Willis法）や手掌の幅（Bruno法）に求める顔面計測法などがある。

　垂直的顎間関係を決定後、上下顎の咬合床を修正して、決定した垂直的顎間関係で上下顎の咬合床が適切に咬合するように修正する。仮想咬合平面の設定時に、上顎咬合床前歯部の位置は審美性を考慮して設定しているので上顎咬合床の前歯部はできるだけ修正しない。一方、臼歯部の咬合平面はレトロモラーパッドの位置や舌背や舌縁の高さを参考とする。一般に下顎咬合床の臼歯部咬合平面はレトロモラーパッドの高さを基準に製作されているので、上顎咬合床を修正することが多い。すなわち、咬合床の咬合面は、前歯部は下顎咬合床、臼歯部は上顎咬合床を中心に修正する。

3）水平的顎間関係

　垂直的顎間関係を設定した後、水平的顎間関係、すなわち前後、左右の下顎の位置を記録する。水平的顎間関係を求める方法には、タッピング運動を利用する習慣的閉口路利用法、ゴシックアーチ描記法、嚥下時の下顎位に基づく嚥下運動使用法などがある。嚥下運動は垂直、水平両方の顎間関係の設定に利用される。

　水平的顎間関係の確認後、上下顎の咬合床を口腔内で咬合させ、咬合床の前歯部唇面に標準（表示、標識）線を記入する。標準線には、正中線、口角線（口角の位置）、上唇線と下唇線（笑ったときの上唇下縁、下唇上縁の位置）、鼻翼幅線（鼻翼から下ろした線）などがある。正中線は中切歯近心面の位置、上、下唇線は中切歯歯頸部の位置、口角線や鼻翼幅線は犬歯の位置の基準となる。

　水平的顎間関係を設定したら、咬合床の咬合面に咬合採得材を介在させて記録（咬合採得）する。

　調節性咬合器を用いる場合は、フェイスボウ（顔弓）を用いて、フェイスボウトランスファーを行う。フェイスボウトランスファーは、使用する咬合器の基準に対する上顎の位置を記録する操作で、上顎模型の咬合器装着に利用する。

　咬合器に装着した後に水平的顎間関係を確認すると同時に、再設定するためにゴシックアーチ描記法を行うことがある。ゴシックアーチ描記装置を装着した上下顎の咬合床を用いて、下顎の前後左右運動を記録する。描記板上を描記針が下顎運動に合わせて移動することで、咬合平面上の水平的な下顎限界運動が記録される。ゴシックアーチは矢印の形状に記録され、矢印の先端（アペッ

クス）が下顎の最後退位を示す。

　水平的顎間関係はゴシックアーチの先端、すなわちアペックスに一致させることが多い。咬合採得して咬合器装着した後に描記板の中央（描記板に十字の切り欠きがあって明示されている装置が多い）に描記針が来るようにゴシックアーチ描記装置を咬合床に装着する。ところが、ゴシックアーチ描記を行うと、アペックスの位置が描記板の中央と一致していないことがある。このような場合には、アペックスの位置で再度咬合採得を行う。

　ゴシックアーチ描記法では、最後退位のほかに、描記針と描記板の間に咬合紙などを介在させてタッピング運動をさせることで、最後退位と習慣性咬合位（タッピングポイント）の関係、習慣性咬合位の安定性などもわかる。そのほか、左右側の運動軌跡の相違から下顎側方運動の制限や顎関節の異常、前方運動の軌跡から習慣性咀嚼側などの検査にも利用できる。また、半調節性咬合器の顆路設定のためのチェックバイトにも用いられる。

　ゴシックアーチ描記装置は、ほとんどの場合に描記針を上顎咬合床、描記板を下顎咬合床に装着する。この場合、ゴシックアーチは、下顎に対する上顎の動きの記録となる。したがって、実際の下顎運動は上顎に対する下顎の動きなので、ゴシックアーチの記録は左右が反対の運動記録となるので注意が必要である（**図5〜9**）。

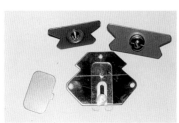

図5　ゴシックアーチ描記装置

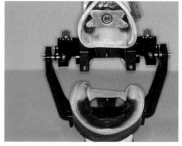

図6　咬合器上で咬合床に装着されたゴシックアーチ描記装置

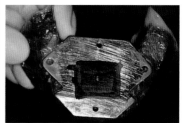

図7　口腔内に装着する前に描記板にトレーシングインクを塗布したゴシックアーチ描記装置

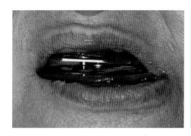

図8　下顎運動によるゴシックアーチ描記

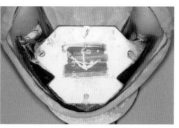

図9　記録されたゴシックアーチ描記図

② 咬合採得の術式と診療補助

使用機材

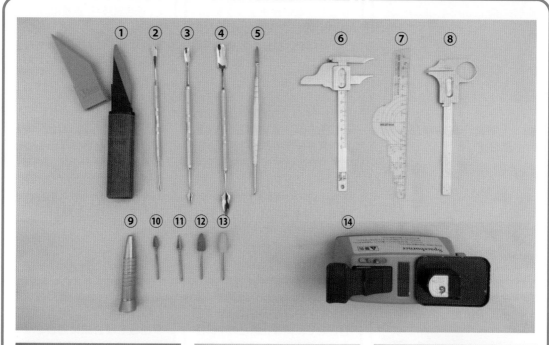

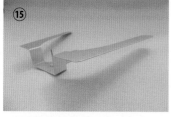
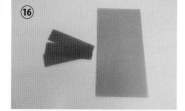

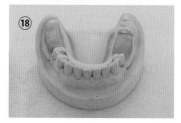
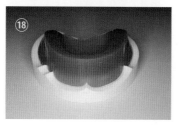
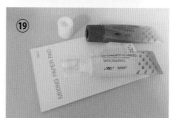

①ナイフ（切り出しナイフ）　　②、③、④ワックススパチュラ　　⑤エバン彫刻刀
⑥バイトゲージ　　　　　　　　⑦ミリメータールール　　　　　⑧ノギス
⑨ストレート型ハンドピース　　⑩、⑪カーバイトバー　　　　　⑫、⑬シリコーンポイント
⑭バーナー　　　　　　　　　　⑮咬合平面板　　　　　　　　　⑯パラフィンワックス
⑰サンドペーパー　　　　　　　⑱咬合床　　　　　　　　　　　⑲適合試験材

診療手順　　　　　 術者手順
（歯科医師・歯科衛生士）　　　　診療補助および留意点
（歯科衛生士）

1 咬合床の試適、修正

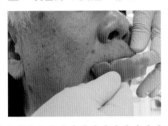

上顎咬合床を口腔内に挿入して、痛み、がたつき、浮き上がりなどがないかチェックする。必要に応じて適合試験材を用い、粘膜面、辺縁の修正、調整を行う。

咬合床の受け渡し、粘膜面や辺縁等の調整が必要になるので、適合試験材、調整用のバー、ストレート型ハンドピースを準備する。咬合床装着時の審美性に違和感がないかどうかを確認する（⑨⑩⑪⑫⑬）。

2 上顎咬合床前歯部の位置設定

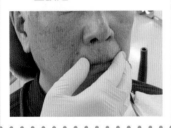

上口唇の緊張度、前歯部咬合面の位置を確認する。必要に応じて咬合床の咬合面や前歯部唇面にパラフィンワックス（⑯）を追加したり、削除したりする。患者に鏡で確認してもらうほか、現在使用している義歯を参考にすることもある。

咬合床の唇頬面、舌面、咬合面の修正が必要になることがあるので、ワックススパチュラやパラフィンワックス（⑯）、バーナー（⑭）等の器材の準備を行う（①②③④⑤）。

3 上顎咬合床の仮想咬合平面の設定

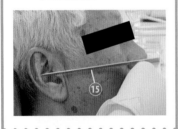

咬合平面板（⑮）を口腔内に装着した上顎咬合床の咬合面に適合させて、両瞳孔線との平行性を前方から、カンペル線との平行性を側方から確認する。平行でない場合は、咬合面を修正する。

咬合平面板（⑮）等の器材の受け渡しを行う。術者は咬合平面板を咬合床に適合させておかなければならないので、咬合平面板と瞳孔線やカンペル線との平行性を正確に確認できないことが多い。したがって、平行性の確認に協力するようにする。

4 下顎安静位の計測

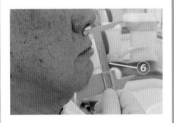

患者の緊張を解きほぐして、下顎安静位での鼻下点－オトガイ点間距離をバイトゲージ（⑥）やノギス（⑧）を用いて計測する。筋の緊張があると下顎安静位をとれないことが多いので、何度か計測して正しい値を求める。

バイトゲージやノギスなどの器材の受け渡しを行う（⑥⑦⑧）。患者が緊張していると、下顎安静位をとれないことが多い。患者がリラックスできる雰囲気づくりに努める。

5 上下顎咬合床の調整

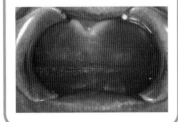

上、下顎の咬合床を装着して閉口する。閉口時に正しい垂直的顎間距離で上下の咬合床が正確に接合するように咬合床を修正する。閉口時に咬合床が顎粘膜から浮き上がって、正しく咬合しているように見えることがあるので、十分に注意する。

ワックススパチュラ等の器材の準備を行う（⑯⑰⑱⑲）。また、修正を繰り返すので、咬合床、バイトゲージ（⑥）やノギス（⑧）などの受け渡しを行う。垂直的顎間関係は審美性にも影響するので、歯科医師とともに確認する。

診療手順	術者手順 (歯科医師・歯科衛生士)	診療補助および留意点 (歯科衛生士)
⑥ 標準線の記入 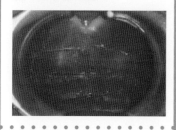	正中線、口角線、上唇線、下唇線、鼻翼幅線などの標準線を上、下顎咬合床唇面に刻入する。正中線が正しく記録できていないと中切歯の排列位置がわからない。	正中線は非常に重要な標準線であるが、顔貌全体の調和から決定しなければならない。少し離れた位置からも見て、正中線が適切な位置にあるかどうか歯科医師とともに確認する。
⑦ 顎間関係の記録(咬合採得) 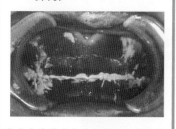	咬合採得材を咬合床の咬合面間に介在させて顎間関係を記録(咬合採得)する。咬合採得には、シリコーンゴムや酸化亜鉛ユージノールを用いる。上、下顎咬合床唇面に刻入した正中線の位置のずれがあるなど、下顎位の偏位が疑われる場合には、記録をやり直す。	咬合採得材の準備と練和を行う。また、必要に応じて、練和した咬合採得材を咬合床の咬合面に薄く盛りつける。咬合採得材の盛りつけが多すぎると、咬合採得後に模型を正確に復位できないことがあるので注意する。
⑧ フェイスボウトランスファー 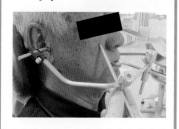	調節性咬合器を用いる場合はフェイスボウトランスファーを行う。バイトフォークを装着した上顎咬合床を口腔内に挿入後、フェイスボウ本体を顔の真ん中に位置するように装着し、アンテリア・リファレンス・ポインターを前方基準点に合わせる。	フェイスボウの部品の受け渡しを行う。フェイスボウの保持など、必要に応じて作業を補助する。
⑨ ゴシックアーチ描記法 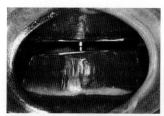 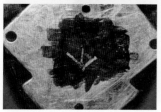	ゴシックアーチ描記装置を装着した咬合床を口腔内に装着して、患者に下顎の前後左右運動を指示する。また、タッピング運動によって描記盤上に習慣性開閉口路も記録する。矢印状に記録されたゴシックアーチのアペックス(矢印の頂点)が顎間関係を記録した位置と異なる場合は、顎間関係の記録をやり直す。	歯科医師の指示どおりに下顎をうまく動かせない患者が多い。実際に歯科医師のほか歯科衛生士も必要に応じて、患者に下顎運動の見本を見せて指示を理解してもらうなどの工夫が必要である。

(小正　裕、楠本哲次、柿本和俊)

③ 人工歯の選択

咬合採得終了時に、人工歯の選択を行う。

1）材質の選択

　人工歯は、材質別に、陶歯、レジン歯、硬質レジン歯、金属歯がある。アクリルレジン床との結合性により、基底面の形態が異なる（**図10**）。近年は、中間的な性質を有する硬質レジン歯が好んで用いられる。金属歯は審美性には劣るため、臼歯部人工歯のみに限定される。金属歯以外は既製の人工歯である。臼歯部人工歯には咀嚼機能と義歯の安定性を重視した特殊な人工歯がある（**図11**）。

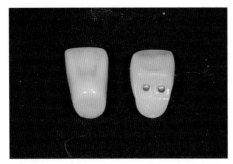

図10　左：硬質レジン歯　右：陶歯（保持ピンがついている）

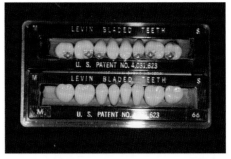

図11　咀嚼機能の向上を目的に作られた特殊な形態の非解剖学的人工歯（ブレード人工歯）

2）人工歯の選択

　前歯部人工歯（**図12**）は審美性を重視し、臼歯部人工歯は咀嚼機能と義歯の安定性を考慮して選択する。部分床義歯においては残存歯との調和を考慮する必要がある（**図13**）。前歯部人工歯の選択は、形態見本（モールドガイド）、色調見本（シェードガイド）を用いる。ウィリアムスの三基本形（顔貌と中切歯の形態が相似形であるという考え方）やSPA要素（S：sex／性別、P：personality／性格、A：age／年齢）を参考に歯科医師が選択する。

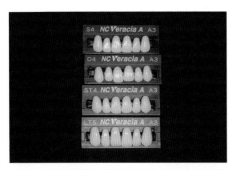

図12　S（方形）O（卵円形）T（尖形）は形態、数字の4は大きさ、A3は色調を示す。

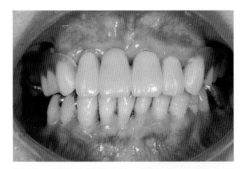

図13　部分床義歯では、残存歯と調和するように、形態、色調を選択する。

臼歯部人工歯は、機能性と義歯の安定を考慮して選択される。咬頭の高さや形態によって、「解剖学的人工歯」「機能的（準解剖学的）人工歯」「非解剖学的人工歯」がある。

④ ろう義歯試適

咬合採得後、咬合器に作業用模型を装着し、常温重合型レジンで製作された基礎床の上に、ワックスを用いて人工歯排列・歯肉形成を行い、ろう義歯を完成させる。部分床義歯の場合は、一般にフレームワークも同時に製作される。このろう義歯を口腔内に試適してチェックすることをろう義歯試適という。ろう義歯試適は、義歯製作過程におけるミスを判断するための重要なステップである。印象の失敗による模型の変形や咬合採得の不備をチェックして、必要に応じて再印象や再咬合採得などの修正を行う。

ろう義歯試適では、フレームワークの適合性、人工歯排列と歯肉形成の調和、審美性、上下顎咬合関係、患者の主観的評価などについてチェックする（**図14〜19**）。

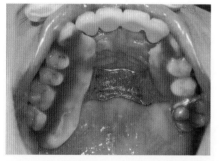

図14　部分床義歯のろう義歯試適。レストとレストシートの適合性でチェックする。

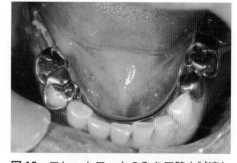

図15　フレームワークのみを口腔内試適して適合性を確認することもある。

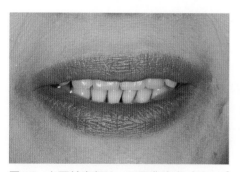

図16　上顎前歯部は、口唇豊隆度（リップサポート）、人工歯の露出度を検査し、修正する。

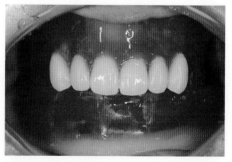

図17　全部床義歯の場合、上顎6前歯のみを試適し、人工歯選択や排列など、審美性の確認を行うこともある。

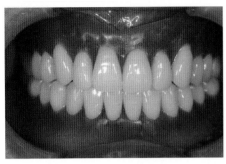

図18　全部床義歯のろう義歯試適。上顎前歯部の審美性、咬合関係を確認、適宜修正する。

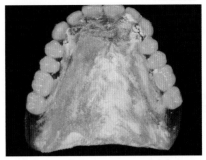

図19　上顎全部床義歯の口蓋床の形態は発音に影響を及ぼす。パラトグラムでチェックする。

　ろう義歯試適において最も重要なのが、患者の主観的評価である。術者側がどんなに良いと判断しても、患者が納得しない場合は次に進むべきではない。臨床術式の不備をチェックするとともに、患者の希望に合わせた修正が必要である。審美性については、手鏡を使って確認してもらい、同意を得る。

　部分床義歯の場合、大連結子やクラスプアームの走行や形態に違和感を訴える患者も多い。特にクラスプアームの走行は審美性との関連があるので患者の確認が必要である。フレームワークの設計に問題がある場合は、フレームワークの再設計、再製作を行わなければならない。

　症例に応じたろう義歯試適のチェック項目に問題がない場合は、義歯の完成のステップへと移行する。

Column

ろう義歯試適時の歯科衛生士の役割

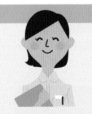

　ろう義歯試適は、有床義歯の製作過程においてとても重要なステップである。試適時に、これまでの問題点を見逃せば、装着時もしくはその後にさまざまなトラブルが生じる。この段階で、ある程度修正できることを患者に伝えよう。患者のなかには、歯科医師にはっきり希望を言えない人もいる。そんな空気を感じたときは、患者の気持ちをそっと聴き出すことが歯科衛生士の業務として大切である。

⑤ 人工歯の選択とろう義歯試適の術式と診療補助

使用機材

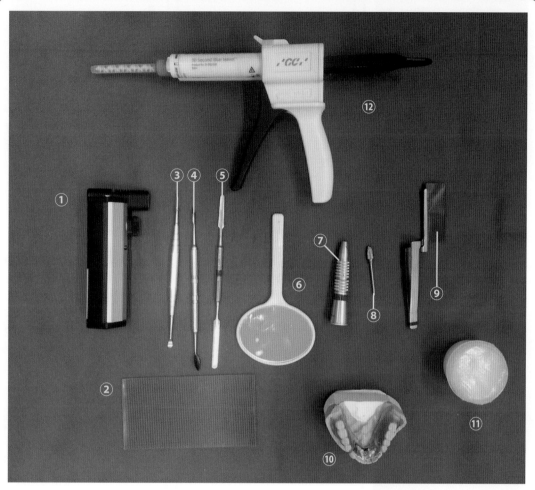

①トーチ	②パラフィンワックス	③エバン彫刻刀
④ワックススパチュラ	⑤セメントスパチュラ	⑥手鏡
⑦ストレートハンドピース	⑧カーバイドバー	⑨咬合紙
⑩ろう義歯	⑪ワセリン	⑫各種チェックバイト材料

診療手順	術者手順 （歯科医師・歯科衛生士）	診療補助および留意点 （歯科衛生士）
1　咬合採得終了 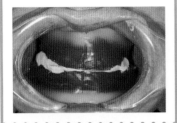	人工歯の選択は、咬合採得時に行う。	咬合採得時に、モールドガイド、シェードガイドを準備する。
2　人工歯の選択 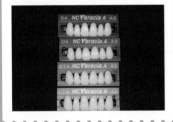	上顎人工歯の選択を行う。臼歯部人工歯は前歯部人工歯排列後に選択する。部分床義歯の場合は、欠損部に適合した人工歯を選択する。	色や形にこだわりのある患者もいるので、患者の気持ちを察して「ご希望はありますか」など声かけすることも大切である。
3　咬合器に装着されたろう義歯 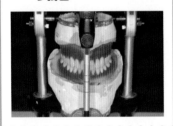	ろう義歯試適をする前に、ろう義歯（⑩）が指示どおりに完成しているかを確認する。	納品された技工物を確認し、準備する。口腔内に挿入するものであるから、挿入前に、水洗し、アルコール消毒を行っておく。
4　ろう義歯試適（全部床） 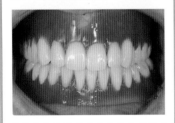	ろう義歯の内面に凹凸がないかを確認し、完成したろう義歯を口腔内にゆっくりと挿入し、軽く咬合してもらう。	全部床義歯のろう義歯試適。強く嚙みしめないように声がけする。基礎床を削合調整する場合もあるので、削合に必要なバー（⑦⑧）を準備する。
5　ろう義歯試適（部分床） 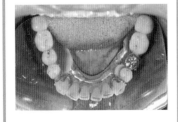	部分床義歯を口腔内に試適する。適合性は、クラスプのレストとレストシートとの適合性で確認する。うまく挿入できない場合は、クラスプ内面の調整が必要である。	部分床のろう義歯試適。口腔内の適合性に問題がある場合は、クラスプ内面と支台歯との適合性を適合試験材料で確認し、適宜調整する。適合性に大きな問題がある場合は再印象となるので、準備が必要である。

診療手順	術者手順 （歯科医師・歯科衛生士）	診療補助および留意点 （歯科衛生士）
6 前歯審美性の確認 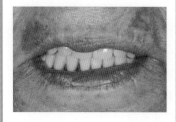	上顎6前歯の排列、歯肉形成、下顎前歯との咬合関係を確認する。口唇豊隆度が変わると、赤唇の厚さや口唇部のしわ、鼻唇溝の深さなどが変化するので、患者の意見を参考に、診断し、適宜修正する。	上顎前歯部の排列の調和はとても重要である。手鏡（⑥）を準備し、患者に確認してもらう。排列の修正を行う場合があるので、ガス（アルコール）、トーチ（①）、パラフィンワックス（②）、エバン彫刻刀（③）、ワックススパチュラ（④）を準備する。火を使うので周囲に注意する。
7 人工歯列と周囲との調和 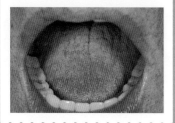	人工歯列と周囲組織との調和を判断する。ろう義歯の浮き上がりや舌や頬などの誤咬、発音障害など、機能時のことも想定して判定する。	特に補助はいらないが、違和感や話しづらさはないかについて患者に適宜質問することが大切である。
8 中心咬合位の確認 （転覆試験） 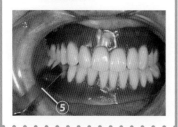	上下顎咬合関係を咬合器上の排列位置を比べながら確認する。中心咬合位での基礎床の安定性は、セメントスパチュラ（⑤）を用いた転覆試験により確認する。	転覆試験を行う場合は、セメントスパチュラ（⑤）を準備する。
9 咬合接触関係の確認 （咬合紙検査法） 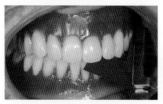	咬合紙検査法や引き抜き試験を行って、咬合接触の強さ、左右のバランスについて検査する。このときは確認にとどめ、最終的には完成義歯をリマウントして咬合の最終的な削合を行う。	咬合紙ホルダーに咬合紙（⑨）セットして準備する。数回行う場合は、アルコールワッテなどで、人工歯面の咬合紙をふき取る。咬合紙は適宜交換する。患者には強く咬合しないように指示する。
10 中心咬合位でのチェックバイト 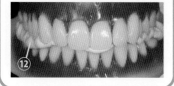	中心咬合位において、前後左右的な大きなずれが生じている場合は、中心咬合位のチェックバイトを採得し（⑫）、次回来院時に、もう一度試適を行う。	中心咬合位のチェックバイト採得は、ワックスやシリコーンを用いて行う（⑫）。ワックスを使う場合は、人工歯咬合面に分離材としてワセリン（⑪）を塗布するとよい。

（有田正博）

3 | 有床義歯　③装着から調整

① 義歯の装着と調整

義歯治療の一連のステップを踏んで完成した義歯でも、そのまま使用できるようにはならない。さまざまな作業によって誤差が生じているため、義歯を口腔内に装着する前に調整が必要になる。義歯調整は、まず義歯の適合性を確認し、その後、咬合接触状態の調整を行う。

1）義歯の適合試験と調整

義歯の適合性を調べるために適合試験材を使用して適合試験を行う。適合試験材を義歯に塗布し、口腔内に装着して圧接し、適合性を確認する。過圧箇所がある部位は調整を行う。

適合試験
補綴装置（義歯やクラウン）と口腔内組織（粘膜や支台歯）との適合性を検査すること。

2）義歯の咬合検査と調整

義歯の咬合接触状態を検査するには、咬合紙を用いた咬合検査が一般的である。咬合紙を用いて早期接触や咬頭干渉がある部位を確認し、均等な咬合接触が得られるまで咬合調整を行う。

咬合紙
歯や補綴装置の咬合接触状態を検査するために用いる赤や青などの色がついた薄紙。

> **MEMO**
>
> **適合試験材**
> 適合試験にはシリコーン系（フィットチェッカー）やペースト系（プレッシャーインジケーターペースト）などの適合試験材が使用される。
> シリコーン系は、ベースとキャタリストに分かれた白色のシリコーン印象材である。練和開始後、素早く義歯に盛りつけ、口腔内で圧接し硬化を待つ。
> ペースト系は、専用のブラシやスポンジで義歯に薄く塗布し、刷毛目の様相を観察して適合性を確認する。

Column

義歯の刻印（デンチャーマーキング）[1]

義歯の管理が困難な認知症高齢者や要介護要支援高齢者の施設入居者は、義歯の紛失や入居者間の義歯の取り違えを生じる可能性がある。このような事故を防止し、義歯の管理をより確実にするために、義歯に名前を入れることがある。これを義歯の刻印（デンチャーマーキング）という（図20）。

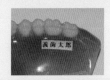

図20　義歯の刻印

文献
1）一般社団法人 日本老年歯科医学会：認知症患者の義歯診療ガイドライン 2018.

2 義歯装着時の調整の術式と診療補助

使用機材

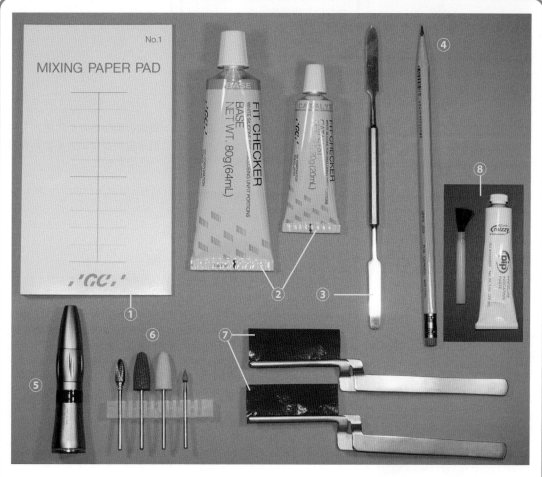

①練和紙

②適合試験材（シリコーン系）

③セメントスパチュラ

④鉛筆

⑤ストレートハンドピース

⑥切削用器具（カーバイドバー、シリコーンポイント、カーボランダムポイント）

⑦咬合紙、咬合紙ホルダー

⑧適合試験材（ペースト系）とディスポーザブルブラシ

診療手順	術者手順 （歯科医師・歯科衛生士）	診療補助および留意点 （歯科衛生士）
1　完成義歯の確認 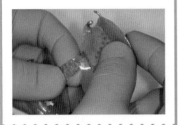	口腔内に装着する前に、完成した義歯本体に小突起や鋭利部分がないか確認を行う。	義歯の取り違えがないか確認する。
2　義歯着脱時の確認 **3　義歯床形態の確認** 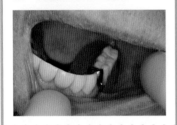	口腔内に義歯を装着して、義歯を着脱する際に痛みがないか、床縁の長さや形態が適切であるか確認を行う。また、部分床義歯ではクラスプの維持力や適合状態も確認を行う。	義歯の調整のために追加で必要な機材がないかを歯科医師へ確認する。
4　適合試験 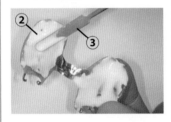 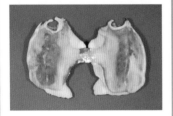	練和紙（①）上でセメントスパチュラ（③）を用いて練和したシリコーン系適合試験材（②）を義歯床粘膜面に塗布し、口腔内に装着する。適合試験材が硬化するまで手指で押さえながら圧接を行う。硬化後、義歯を取り出す（ペースト系の適合試験材〈⑧〉を用いる場合は、義歯床粘膜にブラシで塗布する）。	練和紙（①）、適合試験材（シリコーン系）（②）、セメントスパチュラ（③）と鉛筆（④）を準備する。 練和紙に、適合試験材のベースとキャタリストを等量出す。セメントスパチュラで均一に練和する。（操作余裕時間：1分、硬化時間：3分15秒） 室温、湿度が高く硬化が早すぎる場合にはリターダー（遅延材）を練和紙に滴下したのち、ベースとキャタリストを練和する。必要に応じ、適合試験材（ペースト系）とディスポーザブルブラシ（⑧）を準備する。
5　義歯床粘膜面の調整 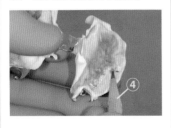	適合試験材が薄くなり義歯床粘膜面が露出した加圧部が認められたら、鉛筆（④）を用いて該当部位をマーキングする。適合試験材を除去し、ストレートハンドピース（⑤）に装着したカーバイドバー（⑥）を用いてマーキングされた部分を削合する。	ストレートハンドピース（⑤）、カーバイドバー（⑥）と口腔外バキュームを準備する。 義歯削合時に発生する摩擦熱の冷却と作業部位の明示のためエアをかける。削合片飛散防止のために口腔外バキュームの位置を調整する。

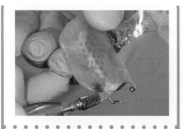

| ⑥ 咬合検査 | 人工歯咬合面をエアで乾燥させた後、義歯を口腔内に装着する。咬合紙ホルダーに装着した咬合紙（⑦）を上下人工歯咬合面間に置き、咬合させる。 | 咬合紙ホルダーと咬合紙（⑦）を準備する。咬合紙を咬合紙ホルダーに装着し、術者へ渡す。 |

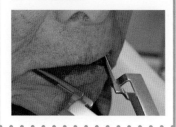

| ⑦ 咬合調整 | 義歯を口腔内から取り出し、ストレートハンドピース（⑤）に装着したカーバイドバー（⑥）やカーボランダムポイント（⑥）を用いて早期接触部や咬頭干渉部を削合調整する。 | 作業部位明示のためエアをかける。削合片飛散防止のために口腔外バキュームの位置を調整する。 |

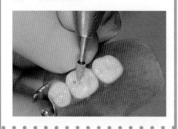

| ⑧ 研磨 | ストレートハンドピース（⑤）に装着したシリコーンポイント（⑥）を用いて義歯調整後の粗面や鋭縁を研磨する。 | シリコーンポイント（⑥）を準備する。義歯研磨時に発生する摩擦熱の冷却と作業部位明示のためエアをかける。削合片飛散防止のために口腔外バキュームの位置を調整する。 |

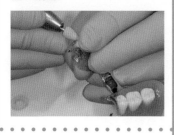

| ⑨ 装着感、審美性の確認 | 義歯を装着した状態で、装着感や発音のしやすさなどを患者から聞き出す。また、患者に手鏡を持たせ、義歯の審美性を確認する。 | 手鏡などを準備する。義歯の装着感と審美性について患者の様子を確認する。 |

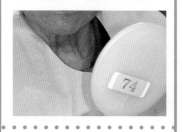

| ⑩ 患者指導 | 患者に義歯の取り扱い方法や、清掃方法、食事での注意点などを指導する。 | 義歯の取り扱いと清掃方法について具体的なアドバイスを行う。残存歯の口腔清掃ついて指導する。 |

（髙橋　裕、川口智弘、後藤加寿子、星合愛子）

4 │ 有床義歯　④リライン、リベース、修理

　義歯を長期にわたって使用していると、顎堤の吸収などによって義歯の適合が悪くなったり、破折したりすることがある。粘膜面の不適合や咬合関係の不調和があると、この傾向は顕著であり、このような場合は単に義歯調整を行っただけでは問題を解決できないことが多い。そのため、長期間使用した義歯の不適合や破折に対しては、義歯の新製作による対応か、現義歯を修理、調整することで継続して使用できるようにすることが多い。

　本項では、義歯の修理、調整のうち、リライン（床裏装）、リベース（改床）と、義歯修理について解説する。

1 リラインとリベース

　リライン（床裏装）、リベース（改床）はどちらも顎堤吸収によって不適合となった義歯床を新しい義歯床用材料に置き換える処置であるが、両者の用語はしばしば混同されて用いられている。日本補綴歯科学会 編『歯科補綴学専門用語集 第5版』によれば、リラインとは「義歯床粘膜面の1層だけを新しい義歯床用材料に置き換え、義歯床下粘膜との適合を図ること」と定義され、リベースは「人工歯部以外の義歯床を新しい義歯床用材料に置き換え、義歯床下粘膜との再適合を図ること」と定義されている。顎堤吸収に対するリラインとリベースの違いを図21に示す。

　義歯の粘膜面の適合が不良となった場合、一般的に臨床ではリラインを行う場合が多く、リベースが行われることはほとんどない。リラインは、人工歯部分に摩耗や咬耗などの異常が認められず、咬合関係が臨床的に問題ない場合にのみ適応されることに留意する。また、床辺縁の大幅な延長などは困難である。そのため、リラインの際には事前の検査が重要であり、またリライン後の義歯調整が重要である（表1）。

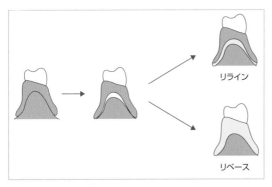

図21　顎堤の吸収とリライン、リベース

表1　リラインの手順

①義歯床粘膜面と顎堤粘膜の適合試験
②義歯床辺縁形態の検査、調整、咬合関係の検査、咬合調整
③顎堤粘膜の検査、ティッシュコンディショニング
④直接法または間接法によるリライン
⑤義歯床粘膜面の調整、義歯床辺縁形態の修正、咬合調整

リラインには、口腔内で直接リラインを行う直接法と、口腔外でリライニングジグやフラスクなどを用いて行う間接法がある。現義歯の適合不良の状態が軽度であれば、直接法を選択する。一方で、中程度から重度の適合不良の場合には間接法を選択するべきである。

❷ 義歯修理

長期間の義歯の使用によっては、義歯の修理が必要となることがある（**表2**）。
義歯床の破損や使用中の義歯の破折にはさまざまなパターンが考えられる。頻度の高いものとして、義歯床の破折・破損がある。義歯床の破折が大きくなると、義歯が完全に2つに分離することもある（**図22**）。金属床では義歯床の破折はあまりないが、金属の種類や劣化の状態によっては破折も生じうる。ヒビが入ったような不完全な破折もあるため（**図23**）、義歯洗浄の際などには注意して観察する必要がある。人工歯の脱落（**図24**）は、義歯床用レジンと化学的に接着しない陶歯を用いた場合に生じやすい。義歯床の破折・破損や人工歯の破損・脱離については、チェアサイドで修理する直接法か、印象採得と咬合採得を行う間接法にて修理する（**表2**）。

部分床義歯の場合には、人工歯の脱落やレジン床部の破折のほかに、維持装置の破折・破損、脱落が生じることもある（**図25**）。維持装置の破折・破損については、クラスプを製作して交換・追加することで義歯修理を行う（**図26**）。また、保存不可能な歯を抜歯後すぐに、チェアサイドで人工歯や義歯床を義歯に追加する増歯・増床修理を行うこともある（**図27**）。

義歯修理は診療時間中に修理をして義歯を返却できる場合がほとんどであるが、増歯が必要になる部位が大きい場合など、口腔内で直接修理を行う直接法が困難な場合には、口腔外で間接法による修理を行い、後日修理した義歯を装着、調整することもある。間接法の場合には、義歯を装着した状態で印象採得を行い、義歯ごとピックアップ印象をすることが必要となる。また、抜歯する本数が多い場合や、現義歯の外形が不適切で、増歯が必要な部分まで義歯床がない場合などには、印象採得、咬合採得を行っておき、製作した模型をもとに事前に間接法にて義歯修理用パーツを製作し、抜歯当日にそれを用いて直接現義歯を修理するという方法もある。

一度義歯修理をした義歯は破損しやすいことが多いため、患者には硬い食物の咀嚼を避けることなどを指示する。

表2　有床義歯の修理が必要となる場合

①義歯床の破折、破損
②人工歯の破折、破損、脱落
③支台装置（維持装置）の破折、破損、脱落

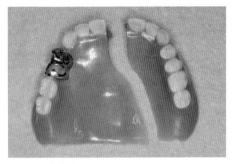

図22　義歯床の破折

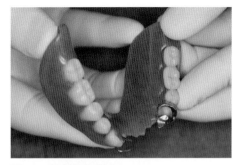

図23　義歯床の破折

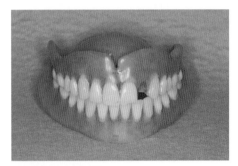

図24　人工歯の脱落

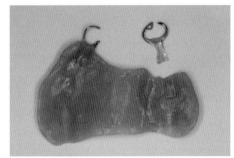

図25　維持装置の破折、脱落

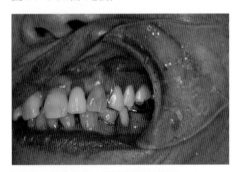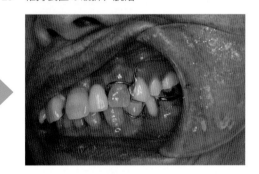

図26　有床義歯の維持装置の修理

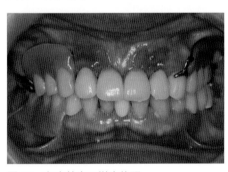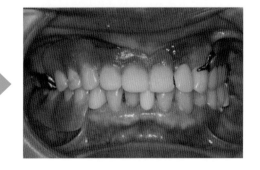

図27　有床義歯の増歯修理

❸ 義歯調整とリラインの術式と診療補助

使用機材

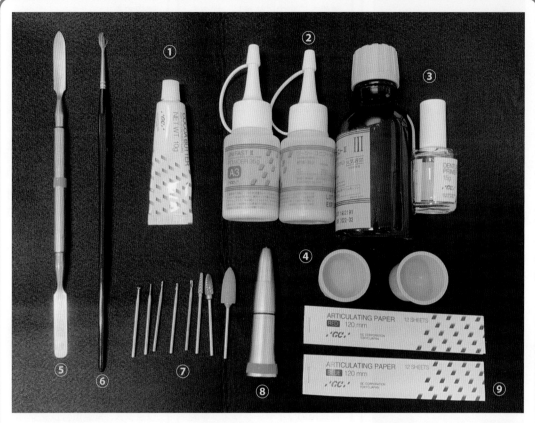

①分離材（ワセリン）　　　②常温重合レジン　　　③レジンプライマー

④ラバーカップ　　　　　　⑤セメントスパチュラ　⑥筆

⑦ラウンドバー、フィッシャーバー、　⑧ストレートハンドピース　⑨咬合紙
　カーバイドバー、研磨用ポイン
　ト

診療手順

 術者手順
（歯科医師・歯科衛生士）

診療補助および留意点
（歯科衛生士）

---

1 適合確認

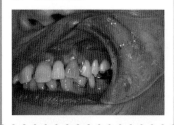

ワイヤークラスプが破折した症例。まず、クラスプが破折した義歯を口腔内に装着し、検査を行う。具体的には、口腔内における破折した義歯の適合状態や咬合関係の確認を行う。

義歯修正のために追加で必要な機材がないかを歯科医師へ確認する。

---

2 印象採得

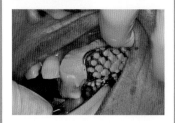

模型上で間接法にてワイヤークラスプの製作をするため、回転トレーとアルジネート印象材を用いて修理部位の印象採得を行う。この際、破折した義歯を印象側にピックアップした状態で口腔内から印象体を撤去する。

印象用トレー、アルジネート印象材、計量スプーン、計量カップ、印象用スパチュラとラバーボールを準備する。
メーカー指定の混水比と練和時間を守り、アルジネート印象材を均一に練和する。
手際よく印象材を印象用トレーに盛る。

---

3 作業用模型作製、ワイヤーベンディング、義歯へのワイヤー埋め込み

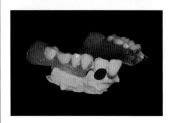

破折した義歯をピックアップ印象した印象体に、速硬性石膏を流し込んで硬化させ、ワイヤークラスプ製作のための作業用模型を製作する。作業用模型上でワイヤーベンディングを行い、修理用のワイヤークラスプを製作する。

速硬性石膏、ラバーボール、石膏スパチュラ、分離材（ワセリン）、クラスプワイヤー、ヤングプライヤー、三嘴鉗子などの各種プライヤー、ワイヤーニッパー、ユーティリティワックス、常温重合レジン（①②③④⑥）、お湯、ストレートハンドピース（⑧）、スチールバー、カーバイドバー、研磨用ポイント（ビッグポイント）（⑦）と口腔外バキュームを準備する。
石膏はメーカー指定の混水比を守り、粉と水を撹拌する。
義歯削合時に発生する摩擦熱の冷却と作業部位明示のためエアをかける。削合片飛散防止のために口腔外バキュームの位置を調整する。

④ 修理した義歯とその装着

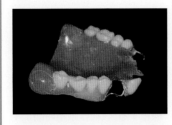

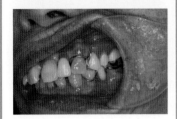

作業用模型上で製作したワイヤークラスプの脚部にサンドブラスト処理および、メタルプライマーによる処理を施した後、常温重合レジンを用いて義歯床研磨面にワイヤークラスプを埋め込む。脚部を埋め込んだ部分はカーバイドバー等にて形態修正を行った後、十分に研磨する（⑦⑧）。

修理した義歯を口腔内に装着し、適合状態の確認を行い、必要であれば調整を行う。

練和紙、適合試験材（シリコーン系）、セメントスパチュラ（⑤）、鉛筆、咬合紙ホルダーと咬合紙（⑨）を準備する。

練和紙に、適合試験材のベースとキャタリストを等量出す。セメントスパチュラで均一に練和する。（操作余裕時間：1分、硬化時間：3分15秒）

咬合紙を咬合紙ホルダーに装着し、術者へ渡す。

義歯研磨時に発生する摩擦熱の冷却と作業部位明示のためエアをかける。削合片飛散防止のために口腔外バキュームの位置を調整する。

義歯の取り扱いについて再度確認し、指導を行う。

Column

ワッテ

　ワッテは綿、脱脂綿を指すが、これはドイツ語の Watte（綿、脱脂綿）を片仮名表記したものと思われる。ただしドイツ語の Watte は「ヴァッテ／バッテ」と濁音として発音される。日本に入ってきた際に、誤った読み方が定着してしまったのかもしれない。

（古地美佳）

診療手順

 術者手順
（歯科医師・歯科衛生士）

診療補助および留意点
（歯科衛生士）

---

① 適合状態の確認

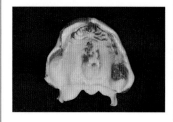

現義歯の状態を把握するため、リラインに先立って適合試験材を用いて粘膜面の適合状態の確認と、咬合関係や顎間関係の検査を十分に行う。左図は、現義歯の粘膜面に適合試験材を適用した状態。義歯床が露出しているところは義歯が粘膜に接触しているが、適合試験材が厚い部分は義歯と粘膜の間にスペースがあり、不適合であることがわかる。

練和紙、適合試験材（シリコーン系）、セメントスパチュラ（⑤）と鉛筆を準備する。
練和紙に、適合試験材のベースとキャタリストを等量出す。セメントスパチュラで均一に練和する。（操作余裕時間：1分、硬化時間：3分15秒）

---

② 粘膜面削除、研磨面形態の修正

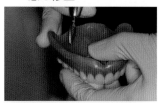

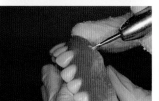

使用中の義歯床用レジンの粘膜面には汚れ等の接着阻害因子がある。リライン材が床用レジンに接着するよう、カーバイドバーなどを用いて粘膜面を一層削除し、新鮮面を露出させる。また、リライン材と義歯床が移行的となるようにするための工夫として、義歯床辺縁部の研磨面を左図のように溝状に削除しておくと良い。

ストレートハンドピース（⑧）、カーバイドバー（⑦）と口腔外バキュームを準備する。
義歯削合時に発生する摩擦熱の冷却と術野の明示のためエアをかける。削合片飛散防止のために口腔外バキュームの位置を調整する。

---

③ リライン材の口腔内への圧接

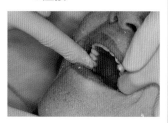

粘膜面にリライン材を乗せた義歯を患者の口腔内に圧接する。この際、リライン材が咽頭部に流れ込まないよう十分注意する。

接着材、ディスポーザブルブラシ、ディスポーザブルダッペンディッシュ、粉末計量カップ、液用スポット、液、粉末、ラバーカップとスパチュラを準備する。
接着剤をディスポーザブルダッペンディッシュに必要な量だけ入れる。メーカー指定の粉液比に従い、リライン材の液と粉末を計量する。気泡の混入を防ぐため、ラバーカップに液を注いだ後に粉末を加える。液と粉末をスパチュラで気泡が入らないように約5〜10秒混和する。混和したリライン材を術者へ渡す。

4 リラインの完了した義歯

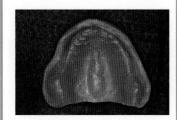

リラインの完了後、義歯床辺縁の形態修正を行う。粘膜面も適合試験材を用いて検査し、粘膜に強く接触している部分は削除する。次いで咬合調整を行い、疼痛がなく、咬合状態に異常がないことを確認して処置を終了する。患者には調整が必要になる可能性について説明しておく。

シリコーンポイント（⑦）、咬合紙ホルダーと咬合紙を準備する。
リライン後、義歯による疼痛が起こるおそれがあることを説明する。

（古屋純一、猪越正直、星合愛子）

第8章　やってみよう

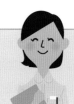

以下の問いに○×で答えてみよう（解答は巻末）

1．無歯顎では咬合平面をフランクフルト平面と平行に設定する。

2．咬合高径は下顎安静位置よりも2〜3mm小さくする。

3．垂直的顎間関係の設定にはゴシックアーチ描記装置を用いる。

4．材料学的に、既製人工歯は4種類ある。

5．最も形態的変化が起こりにくい人工歯は、硬質レジン歯である。

6．顔の輪郭と上顎中切歯の大きさは相似形と言われている。

7．前歯部人工歯の形態の選択にはモールドチャートを用いる。

8．上顎人工歯の基板に記された、A 3とは形態と大きさを示している。

9．義歯装着時の調整には、義歯の適合性と咬合接触状態の調整がある。

10．義歯の適合試験には、シリコーン系（フィットチェッカー）やペースト系（プレッシャーインジケーターペースト）などの適合試験材を使用する。

11．義歯の咬合検査には、パラフィンワックスを使用する。

12．顎堤吸収が生じた有床義歯に行われるのはリラインである。

13．リラインは義歯床の表層を1層新しい材料に交換する処置である。

14．リベースは人工歯以外の義歯床をすべて新しくする処置である。

15．リラインは咬合関係が不安定でも実施できる。

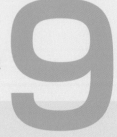

第9章
歯科衛生過程と補綴治療における患者指導

1. 歯科衛生過程概要
2. 補綴治療の対象となる患者を対象とした歯科衛生過程
3. クラウンブリッジ
4. 有床義歯
5. インプラント治療

9

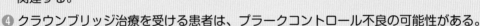

おぼえよう

❶ 歯科衛生過程は、歯科衛生上の問題を解決する思考ツールである。

❷ 歯科衛生診断は、問題と原因で表わされた歯科衛生士の臨床判断である。

❸ 補綴治療を受ける患者に起こりやすい問題は、患者の特徴と生活背景に関連する。

❹ クラウンブリッジ治療を受ける患者は、プラークコントロール不良の可能性がある。

❺ 印象採得後、最終補綴装置が完成するまでの間は、支台歯にプロビジョナルクラウンやプロビジョナルレストレーションを製作し、仮着しておく。

❻ プロビジョナルクラウンやプロビジョナルレストレーションは脱離、破折することがある。

---

1 歯科衛生過程概要

　歯科衛生過程（dental hygiene process）とは、歯科衛生士が『対象者の抱えている問題を明確化し、問題の解決方法を計画し、介入していくために必要な一連の思考と行動のプロセス』のことである[1]。歯科衛生過程とは、歯科衛生士の活動における問題解決法の思考ツールであると考えればよい。

歯科衛生過程

問題解決法
問題解決の科学的・合理的実施と援助、促進する方法。

① 歯科衛生過程の構成要素

　歯科衛生過程は、①歯科衛生アセスメント、②歯科衛生診断、③歯科衛生計画、④歯科衛生介入、⑤歯科衛生評価の5つの段階と⑥書面化（記録すること）の6つの構成要素からなる[2-4]（**図1**）。この5つの段階を循環させながら、歯科衛生士として、患者とともに患者の問題を解決していく。この歯科衛生過程の循環プロセスを適正にたどるためには、クリティカルシンキング[2]が不可欠であるため、このクリティカルシンキングを一層働かせる必要がある。

　歯科衛生過程では、各段階を書面化することを特に重要視している。

> **クリティカルシンキング（critical thinking）**
>
> 適切な根拠（事実、理論など）を基にして妥当な推論過程を経て、結論・判断を導き出す思考過程である[4]。

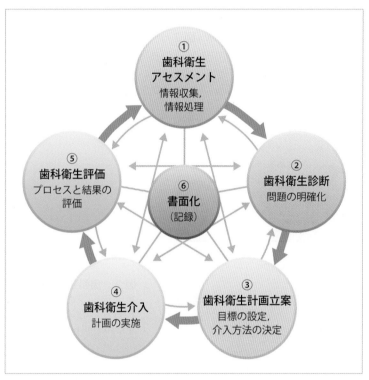

図1　歯科衛生過程の6つの構成要素
歯科衛生業務を展開する際、対象者が抱える歯科衛生上の問題を明らかにし、論理的に考え、解決するためのツール。
（全国歯科衛生士教育協議会 監修：最新歯科衛生士教本 歯科予防処置論・歯科保健指導論, 医歯薬出版, 東京, 63, 2011. より引用改変）

2 補綴治療の対象となる患者を対象とした歯科衛生過程

　8020運動が開始されてから30年が経過し、平成28年歯科疾患実態調査[3]では、8020達成者の割合は51.2％となった。これは2人に1人以上が20本以上の歯をもっていることを表している。一方で、補綴歯数は、20代からゆるやかに増え始め、50代から急激に増加していく。このため、補綴治療の対象となる患者は、中高年から高齢者に多く、口腔機能低下や全身疾患罹患の割合が高く、いずれ要介護者になる可能性もある。補綴治療を受ける患者は、加齢による変化の影響を受けるものが少なくなく、加齢による変化には多様性があり、同じ年齢であっても機能や健康状態には大きな違いがある（図2）。

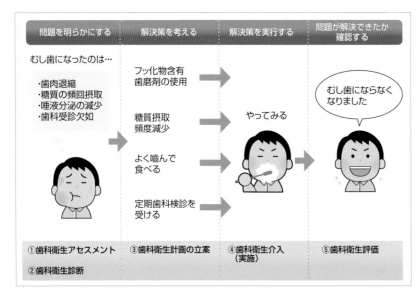

図2　歯科衛生士過程の各ステップの内容例。これら5つのステップをサイクルで回していく。

Column

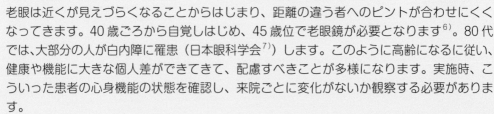

加齢による変化

　高齢者は、加齢に伴い感覚器官の低下が認められますが、その発現は、個人の遺伝的背景やライフスタイル、栄養状態、慢性疾患の有無により大きく異なり多様です。一方で多く認められる症状もあります。たとえば、老眼は近くが見えづらくなることからはじまり、距離の違う者へのピントが合わせにくくなってきます。40歳ごろから自覚しはじめ、45歳位で老眼鏡が必要となります[6]。80代では、大部分の人が白内障に罹患（日本眼科学会[7]）します。このように高齢になるに従い、健康や機能に大きな個人差ができてきて、配慮すべきことが多様になります。実施時、こういった患者の心身機能の状態を確認し、来院ごとに変化がないか観察する必要があります。

① 歯科衛生アセスメント

アセスメントには情報収集と情報の分析、解釈が含まれ、効率的に情報収集をするために、ダルビーとウォルシュの歯科衛生ヒューマンニーズ概念モデル[1, 2, 5]などの枠組みを用いる。この枠組みは、① 身体健康（身体）、② 治療への不安（不安）、③ 審美的不満足（審美）、④ 硬組織の健康（硬組織）、⑤ 軟組織の健康（軟組織）、⑥ 疼痛、⑦ 口腔健康管理の知識（知識）、⑧ 口腔健康管理の行動（行動）となっている。この枠組みを意識すれば、情報の漏れを防ぐことができる。補綴治療を受ける患者の特徴や補綴治療を行う部位を念頭におきつつ行う。

情報収集の際には、主観的情報（subjective data：Sデータ）を裏づけると客観的情報（objective data：Oデータ）があるかどうかを確認する（**図3**）。

歯科衛生ヒューマンニーズ概念モデル

このモデルは、歯科衛生に関連した対象者のニーズは8つあるとしている。これらの8つのニーズのうち、欠落したニーズを充足させることによって、生活の質を高め、対象者中心の歯科医療につなげる。

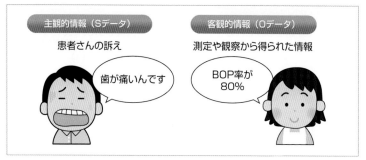

図3　主観的情報と客観的情報

（1）情報の分析と解釈

患者から情報を収集した後、集めた情報から歯科衛生士が介入すべき患者の問題点やその原因について分析して解釈をする。歯科衛生アセスメントでは次のポイントを確認していくとよい（**図4**）。

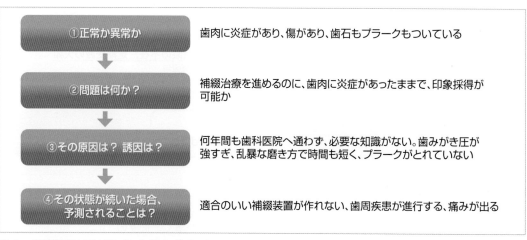

図4　歯科衛生士アセスメント時のポイント

② 歯科衛生診断

歯科衛生診断

歯科衛生診断とは、歯科衛生士がかかわるべき対象についての臨床判断であり、歯科衛生診断文とは患者の問題とその原因を明記している。歯科衛生診断は、歯科衛生士が責任をもって結果を出すための歯科衛生介入の選択根拠になる。

1）歯科衛生診断の種類

歯科衛生診断には、問題焦点型、リスク型、ヘルスプロモーション型がある（図5）。主に使用されるのは「問題焦点型」である。周術期の口腔衛生管理などは有害事象のリスクに対して、それが起こらないように介入をするため「リスク型」の問題となる。

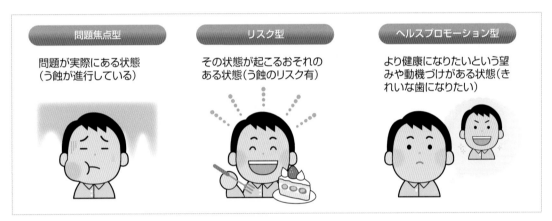

問題焦点型	リスク型	ヘルスプロモーション型
問題が実際にある状態（う蝕が進行している）	その状態が起こるおそれのある状態（う蝕のリスク有）	より健康になりたいという望みや動機づけがある状態（きれいな歯になりたい）

図5　問題の3つの型

2）歯科衛生診断の表し方

歯科衛生診断文は、問題と原因を並べて表記することが多い。問題と原因を Related to（「～に関連した」「～による」と日本語で表記する場合は、診断句と原因句の位置が逆になるので注意）で結ぶ（図6）。

例えば、

75歳男性、口腔機能低下に関する知識不足　R/T かかりつけ歯科医院の不在、定期受診の欠如
　　　　　　診断句　　　　　　　　　　　　　　　　　　原因句

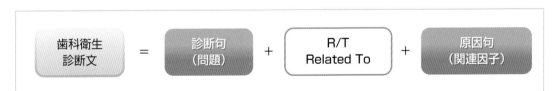

歯科衛生診断文　＝　診断句（問題）　＋　R/T Related To　＋　原因句（関連因子）

図6　歯科衛生診断文の構成

原因句は問題を生じさせた過去の行動、考え方によるところが多く、個々の患者の生活習慣が反映される。このため、患者の個別性が表現できるところで

あり、個別的な歯科衛生介入のためにも原因句はできるだけ具体的に記述する。

3）補綴治療を受ける患者に起こりやすい歯科衛生診断句の例

歯科衛生過程の基となった看護過程において診断句を表す際には、① 診断焦点、② 診断対象、③ 判断、④ 部位、⑤ 年齢、⑥ 時間、⑦ 診断状態などを入れて表現している。ただし、看護診断と異なり、歯科衛生診断句には、標準化された表現はまだ存在していないため、必ずしも例示のような表現にしなくても誤りとは言えない。

例えば、

・60 歳　男性　ポンティック下　口腔衛生セルフケア　不足　（がある状態）
　年齢　　対象　　　部位　　　　　診断焦点　　　　判断　　診断状態

・80 歳　女性　誤嚥　リスク状態
　年齢　　対象　診断焦点／判断　診断状態

・56 歳　女性　精密印象部位　歯肉炎症反応　亢進　状態
　年齢　　対象　　　部位　　　　診断焦点　　判断　診断状態

・75 歳　男性　口腔機能低下に関する知識　不足
　年齢　　対象　　　　診断焦点　　　　　判断

・55 歳　男性　非効果的　口腔衛生管理
　年齢　　対象　判断　　診断焦点

> **MEMO**
>
> **歯科衛生診断句の構成**
>
> 北米看護協会の看護診断のように、歯科衛生診断に定められたものはありませんが、看護診断の作り方が参考になります。診断句に盛り込む項目は、看護診断の多軸構造を参照に記載したものです。言葉の意味が分かりにくいものを説明すると、診断の焦点とは、診断の主な要素のことで、焦点とは人間の反応を示します。診断の状態とは、問題のタイプを示し、問題焦点型か、リスク型か、ヘルスプロモーション型かを表します。

4）優先順位

患者の生命を脅かす生理的な問題や安楽、安寧を脅かす問題について考慮したうえで、治療計画によって、補綴治療を行う部位から口腔衛生状態を良好にしたほうがよい場合がある。このため、担当歯科医師に相談しながら優先順位を検討する。優先順位が高い方から＃1、＃2…と番号を付ける。

❸ 歯科衛生計画

計画立案には、目標の設定と介入方法の選定が含まれる。

1）目標

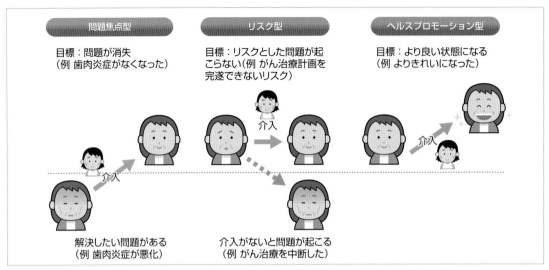

図7　問題の型別　介入による変化

　介入によって、期待される結果を目標として掲げる。目標を設定する際には、患者の希望を踏まえて実現可能なものにする。生じている問題のほか、予測される問題も回避して目標にたどりつけるよう計画を立てる（**図7**）。

2）計画立案

　歯科衛生計画には、3つの計画を盛り込むようにする。3つの計画とは、観察計画、ケア計画、教育計画である（**図8**）。

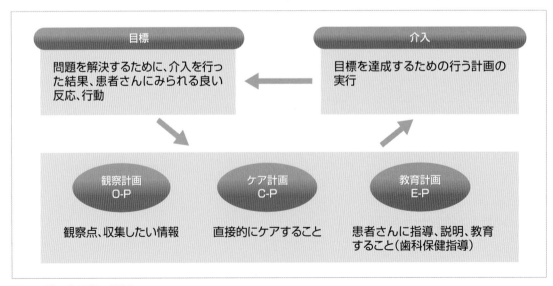

図8　計画と目標の関係

補綴装置を装着する患者の口腔内は、何も装着していない患者に比べると、複雑化する。口腔衛生管理に関する問題が起きやすいうえに、口腔清掃用具の種類が多くなり、磨き方の工夫が必要なことが多い。加えて定期的、継続的な管理が必要となる。このため、指導内容の検討や指導の順番を十分にする検討するとともに、患者との人間関係構築にも心がけて計画を練る必要がある。

④ 歯科衛生介入（実施）

歯科衛生過程の実施（歯科衛生介入）の記録には、POMR（problem oriented medical record：問題志向型診療録[8]）のSOAP形式で記載されることが多い。SOAP形式の記録は、抽出した問題点ごとに、主観的情報（S）、客観的情報（O）、S、Oを踏まえ目標に到達しているかどうかの判断（A）、計画の続行、追加、修正およびその実施内容（P）を記録する。

⑤ 歯科衛生評価

歯科衛生計画を実施した後には、患者の反応を分析し、介入が適切であったかを考え、フィードバックを行う。長期目標が達成すれば、問題は解決となる。長期目標達成時には、患者に歯科衛生士のかかわりがどうであったか満足度評価してもらう。目標がすべて達成したら、歯科衛生士のかかわりを含めて、すべてを振り返り改善点を確認する。患者のことだけでなく、歯科衛生士自身のかかわりや知識・技術なども含めて振り返り、改善へ取り組めば、より良い寄り医療の提供へとつながる。目標が達成しなかったり、新たな問題を発見したときには、歯科衛生アセスメントから再び循環させて問題解決に取り組む。

（吉田直美）

POS
problem-oriented system. 1968年米国の医師 L.Weedらにより提唱された問題解決技法の一つで、医療者がチームで患者中心のアプローチを実践する有効な方法である。患者が抱える問題に目を向け、それを中心として医療を行うというシステム。

POMR
problem-oriented medical record. 医療チームが解決すべき問題ごとに問題に対する症状や結果、考察を記載する。

SOAP
S：subjective data
O：objective data
A：assesment
P：plan

文献
1) 全国歯科衛生士教育協議会 監修：最新歯科衛生士教本歯科予防処置・歯科保健指導論, 医歯薬出版, 東京, 2017, 2, 10.
2) E.M.ウィルキンス：ウイルキンス歯科衛生士の臨床原著第11版, 医歯薬出版, 東京, 2015, 5-12.
3) 厚生労働省：平成28年歯科疾患実態調査, https://www.mhlw.go.jp/toukei/list/62-28.html（アクセス日：2019年1月13日）
4) 道田泰司, 宮本博章, 秋川りす：クリティカル進化（シンカー）論-「OL進化論」で学ぶ思考の技法, 北大路書房, 京都, 1999.
5) Michele Leonardi Darby and Margaret Walsh:Dental Hygiene: Theory and Practice, 4e,Saunders, N.Y. 2015.
6) 日本眼科医会：老眼はいつからおこりますか？, https://www.gankaikai.or.jp/（アクセス日2019年2月11日）
7) 日本眼科学会：白内障, http://www.nichigan.or.jp/public/disease/suisho_hakunai.jsp（アクセス日2019年2月11日）
8) 高林克日己：問題志向型診療録, 日本内科学会雑誌, 106（12）：2529-2534, 2017.

歯科衛生過程

事例　H氏：54歳、男性（会社員）　上顎義歯不適合、フラビーガム、全顎慢性歯周炎

　歯科医師の治療方針は、3|を根面キャップにして、上顎のオーバーデンチャーを製作するとのこと。担当歯科医師から歯科衛生士へ3|の印象採得までにH氏の歯肉の状態を良好にするため、セルフケア支援をするよう指示があった。

1　歯科衛生アセスメント

　対象者の情報を収集、整理、分析をして歯科衛生上の問題やその原因を抽出する。
　表1は、収集した本事例の主観的情報と客観的情報をダルビーとウォルシュによる歯科衛生ヒューマンニーズ概念モデル（p.169参照）を分類の枠組みとして整理して、分析・解釈をしたもの。

表1　情報の整理と分析、解釈

領域	主観的情報	客観的情報	分析・解釈
①身体	高血圧症でアムロジンを服用し、内科加療中。他には問題なし	血圧測定値 130／85mmＨｇ	高血圧症はあるが、コントロールされており、問題なしと判断。ただし受診ごとの体調確認は行う
②不安	これまで歯科治療で問題となることはなかった	落ち着いており、特記することは観察されない	問題なし
③審美	気にしていることはない		問題なし
④硬組織	上顎義歯不適合。食べにくいものがある 上の歯はほとんど抜けてしまったが下の歯はできるだけ残したい	歯科医師より、3| を根面キャップ装着後、上顎義歯製作を行う予定とのこと 全顎的に水平性歯槽骨吸収あり。全顎的に歯肉退縮し、象牙質が露出している 動揺度　1|2 4 6 46FMC、|5 6 ⑦ Br 延長ポンティック	咀嚼障害と歯肉退縮などによる**う蝕のリスク**があると考えられる。治療方針から、3| の歯肉炎症の改善が最優先と判断
⑤軟組織	歯磨き時に血が出ることがある 無呼吸症候群（OSA）のために睡眠中はCiPAPを装着している 前医院で歯石除去を受けた	3 6|6　**病名：慢性歯周炎** PD 4mm以上　6 5 3 2|2 4 5 6 BOP(+)　3| 6-4 3|1 **フラビーガム　口腔乾燥**	前医で歯周治療は受けたものの、口腔が乾燥しやすい環境であり、喫煙習慣があり、セルフケア技術も十分とは言えず、**炎症が改善していない**。不適合な義歯の使用を長期に続けたためにフラビーガムになったと考えられ、本人の自覚はなく、今後このままでは痛みや新義歯装着に支障が出ると考えられる。
⑥疼痛	訴えなし	所見なし	問題なし

⑦知識	喫煙が歯周疾患の悪影響があり、禁煙を進められたが、その意思はない。なるべく下の歯は残したい。以前、ブラッシング指導を受けたとき歯間清掃が大事だと言われた			他院ではあるが歯科治療を受けており、自己の口腔健康に関する知識はあるものの、喫煙やブラッシングなどの口腔健康を改善する十分なセルフケア行動に結びついていない
⑧行動	先日異動があり多忙になった。職場が喫煙禁止となり、喫煙本数は以前より減少（1箱／1日→1箱／3日）した 毎日ビール500 mL、焼酎5〜6杯を飲む＋口腔清掃は朝、就寝前の2回。歯ブラシ、歯間ブラシ（4S、L）を使用。歯磨き剤未使用	O'Leary PCR 46.2 %、ほぼ全歯間部にプラーク付着 ３┼３ 舌側歯肉縁上歯石付着 歯肉の辺縁の高さが部位によってまちまちである＋義歯清掃良好		健康に悪いと知りながらも、飲酒や喫煙をやめる意思はない。口腔が乾燥しやすく、歯磨き剤未使用で、歯間清掃やブラッシングが十分にできていないことから、う蝕ならびに歯周疾患の悪化するリスクが高い

2 歯科衛生診断および歯科衛生計画

　本事例では、根面キャップ製作の精密な印象が得られるように、印象採得までに歯肉の健康状態を改善することが最優先となる。

1　54歳、男性　全部位歯肉炎症反応亢進状態（特に３」）　R/T　口腔清掃技術の不足
〈短期目標〉　①根面キャップ製作の印象採得までにH氏は、３」に適切なブラッシングを実施する（評価基準 BOP 0、プラーク付着なし）。
　　　　　　②1カ月後までにH氏は全歯間部で適切に歯間ブラシを操作する（評価基準：両側に沿わせて動かす）。
　　　　　　③2カ月後までにH氏は異なる歯肉の辺縁線に沿わせたブラッシングを行う（評価基準　BOP 0、ブラシの当て方）
→①②③はBOP 0、プラーク付着0、実演（適切な当て方、動かし方）で評価する。
〈長期目標〉　患者が適切な口腔清掃技術を習得し、歯肉の炎症が消失する。
2　フラビーガムによる弊害　R/T　義歯の不適切な使用、フラビーガムに関する知識不足、無自覚
〈短期目標〉　①指導後、自分のフラビーガムについて説明する。
　　　　　　②指導後、フラビーガムの問題、原因、対策について説明する。
　　　　　　③1カ月後、1日1回フラビーガムの部位をマッサージする。
〈長期目標〉　フラビーガムが改善して新義歯を適切に使用する。

3　54歳、男性　根面う蝕リスク　R/T　フッ化物含有歯磨剤未使用、口腔乾燥、歯肉退縮、就寝前の飲酒
4　54歳、男性　禁煙に対するノンアドヒアランス　R/T　禁煙へ動機の低さ、喫煙を維持したい気持ち
　# 3、# 4の問題についての目標、計画は省略。

H氏の歯科衛生計画

ケア計画 C-P：全顎　歯肉縁下プラークの除去　歯石沈着部位はスケーリング

教育計画 E-P：<u>3|</u> にタフトブラシの使用方法を指導、全顎のブラッシング指導を行う。

全歯の歯間清掃法。近遠心面それぞれにしっかり当て、前後に動かすように指導

対象者の根面う蝕リスクを説明する。

フッ化物含有歯磨剤の効果とその使用法を指導する。

観察計画 O-P：BOP・PCR の評価、タフトブラシ、歯間ブラシ、歯ブラシの当て方、動かし方の確認

対象者がう蝕リスクを理解したか、フッ化物含有歯磨剤の使用状況を確認する。

3　歯科衛生介入（実施）

計画に沿って実施する。実施時の記録は、問題ごとに SOAP 形式で記載する（**表2**）。

表2　実施時の記録例

○月○日	# 1　54歳、男性　全部位歯肉炎症反応亢進状態（特に<u>3|</u>）　R/T　口腔清掃技術の不足
	〈S〉　歯磨きの仕方は前のところで習ったのでその通りしている。禁煙はしないけど歯はこれ以上抜きたくない。上の前歯は磨きにくい。入れ歯は歯ブラシで毎回ちゃちゃっと洗う。夜は外して水に入れ、洗浄剤を1週間に1回使用。
	〈O〉　歯ブラシの毛先が当たっていない部位が多く、<u>3|</u>はブラシの長さ・大きさが合わず歯肉辺縁に当たっていない。義歯のクラスプ周辺や床にわずかではあるがプラークの付着が認められた。
	〈A〉　<u>3|</u>の磨きにくさを感じてはいるが、ブラシの形が適切でないことの認識はなく、変更を要する。義歯清掃が不十分でプラーク付着しやすくしている。
	〈P〉　上顎前歯は抜歯しないが根面キャップにして保存する。良い型をとるためには、セルフケアが重要であることを伝えた。タフトブラシ（○○社製ソフト）を使用し、鏡を見ながら毛先が<u>3|</u>の歯肉辺縁に当たっていることを確認してから動かすように指導。義歯は、義歯用歯ブラシでこすった後、義歯洗浄剤（○○デント）を使うことを約束した。

4　歯科衛生評価

　#1の問題は、まずは、根面キャップ印象前に歯肉の状態を良好にし、それから口腔内全体の状態を改善していくことにした。短期目標①については、印象採得前に評価する。評価基準と照らし合わせ、<u>3|</u> のプラーク付着がなく、BOP が0となり、炎症が消失していれば短期目標①達成となる（**表3**）。このように設定した評価日に短期目標の達成度を、「達成」「部分達成（一部達成）」「未達成（達成せず）」で評価していき、すべての短期目標が達成すると、長期目標が達成される。

表3　歯科衛生評価の記録例

△月○日	# 1　54歳、男性　全部位歯肉炎症反応亢進状態（特に<u>3|</u>）　R/T　口腔清掃技術の不足
	短期目標①は、プラーク付着なし、BOP ＝ 0 のため、目標達成。担当歯科医師に報告。引き続き短期目標②〜③の達成に取り組む。

（吉田直美）

3 クラウンブリッジ

1 患者指導

1）治療前の患者指導

　まずは口腔衛生指導が重要である。クラウン治療を受ける歯は失活歯、すなわちう蝕等の理由で抜髄済みであることが多い。また、ブリッジ治療は歯の喪失に対する処置であるが、その原因の1位と2位は歯周疾患とう蝕である（**図9**）。歯周疾患とう蝕の主な原因はプラークであることを考えると、クラウンブリッジ治療を受ける患者は、もともとプラークコントロール不良である可能性がある。

　プラークコントロール不良により歯肉炎や歯周疾患になると、歯肉に腫脹や出血が生じ、正確な印象採得が難しくなる（**図10**）。そのような状態で製作したクラウンブリッジは適合が不良となるおそれがある。ゆえに、クラウンブリッジ治療の開始前には患者自身で適切なプラークコントロールを行ってもらい、歯肉に腫脹や出血がない状態にしておく必要がある。

　また、「入れ歯」（義歯）と「差し歯」（クラウン）の違いを知らない患者は案外多い。そのため、治療開始前にはクラウンブリッジとはどういうものか十分に説明する必要がある。その際には、口頭での説明だけでは内容が伝わりにくいので、補綴装置の見本や模型を見せて説明することも有効である。

　生活歯を支台歯形成した場合、冷水痛や知覚過敏が生じることがある（特に下顎前歯部など）。その症状が強い場合には、後日抜髄することがある旨も説明しておく必要がある。

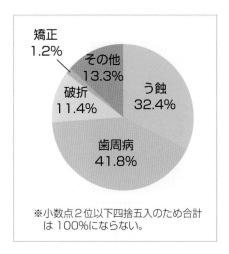

※小数点2位以下四捨五入のため合計は100%にならない。

図9　歯を失う原因
（平成17年〈財〉8020推進財団調査）
https://8020zaidan.or.jp/m/03.html

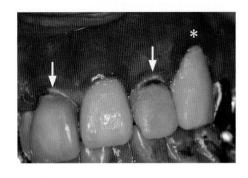

図10　プラークコントロール不良のため、う蝕（矢印）や歯肉の発赤、腫脹（＊）が生じている口腔内
このような口腔衛生状態では印象採得の困難やクラウンブリッジ装着後の予後不良が予想される。

2）治療中の患者指導

　印象採得後、クラウンやブリッジなどの最終補綴装置が完成するまでの間は、プロビジョナルクラウンやプロビジョナルレストレーションを製作し、仮着しておくことが一般的である。その理由は以下の通りである。

　① 外来刺激から歯を保護する

　　生活歯の場合、歯髄への刺激による冷水痛や知覚過敏を防止する

　② 支台歯へのプラーク付着を防止する

　③ 歯質の破損、破折を防止する

　　咬合力や外力から残存歯質（特に薄い部分など）を保護する

　④ 暫間的に咀嚼および構音機能を回復する

　⑤ 審美性（特に前歯部）を確保する

　⑥ 予後の予測になる

　　プロビジョナルで問題なく過ごせた場合、最終補綴装置を合着しても大丈夫である可能性が高い。

　⑦ 歯列を保全する

　　支台歯と接触していない隣在歯や対合歯は移動してしまい、咬合がずれることがある。

　⑧ 歯肉の増殖を防止する（図11）

　　プロビジョナルクラウンが仮着されていないと、マージン上にまで歯肉が増殖してしまうことがある。

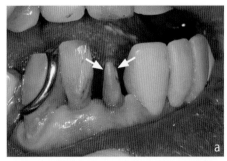
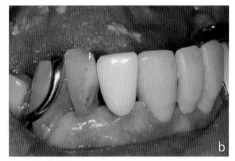

図11（a）支台歯形成終了時。このままの状態では隣在歯が矢印方向へ移動したり、歯肉がマージン上まで増殖する可能性がある。（b）プロビジョナルクラウン仮着時。プロビジョナルクラウンを仮着しておけば、そうした問題を防止できる（千葉県立保健医療大学 河野 舞 准教授提供）。

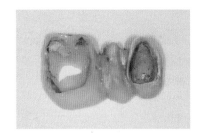

図12　脱離、破折したプロビジョナルレストレーション
プロビジョナルクラウンやプロビジョナルレストレーションは常温重合レジンでできているケースが多い。また、仮着であるため、脱離、破損することがある。

　そのため、プロビジョナルレストレーションやプロビジョナルクラウンについて、以下の点を指導しておく必要がある（**図12**）。
　・最終補綴装置と異なり、破折しやすいこと
　・仮着セメントによる仮着であるため、脱離しやすいこと

（荒川　真）

仮着用セメント

3）治療後の患者指導[1, 2]

　補綴治療は、口腔内にクラウンブリッジを装着した時点で終了するのではない。クラウンブリッジを良好な状態で長期間機能させるためには、患者自身によるプラークコントロールが最も重要である。そのため歯科衛生士は、患者のモチベーションを維持または向上させながらブラッシング技術能力を高め、プラークコントロールを確立させる必要がある。そして、これまでの治療経緯を十分に理解しておくことはもちろん、歯周組織、歯列、咬合関係、唾液の性状、咬耗および摩耗の状態、歯ぎしりや食いしばりなどの悪習癖、現在の清掃状態などから患者固有のリスクを予想、把握しなければならない。さらに、口腔内にある天然歯や装着されたクラウンブリッジを含む補綴装置の種類、形態を十分に確認し、効果的な口腔清掃用具の選択と口腔衛生指導を提案することも必要である。

　クラウンブリッジにおいてプラーク付着が多く認められるところは、隣接面接触点付近、歯頸部辺縁、ブリッジのポンティック基底面、支台歯のポンティック側歯頸部であるが、特にクラウンブリッジのマージン付近は二次う蝕が発生しやすい部位であり、歯頸部辺縁のプラークコントロールには十分に注意しなければならない。また、プラークにより金属が腐食することもある。腐食した金属表面は粗造になり、プラークや歯石がさらに沈着しやすくなることから、腐食を防ぐため天然歯だけではなく金属面に付着したプラークを除去することは重要である。

（1）口腔清掃用具の選択と使用方法

・歯ブラシ

　クラウンブリッジを含む補綴装置の材質は、レジン、金属、セラミックス、ジルコニアなどさまざまであり、それぞれ硬度が異なるため、誤った歯ブラシの硬さとブラッシング圧で補綴装置の表面に傷をつけないように指導する。歯ブラシの形態は、補綴装置の形態や口腔内状態に合わせて選択する。ヘッドの小さなタフトブラシは、狭い部位での細かな操作がしやすく、マージン付近、最後臼歯の遠心面、智歯のブラッシングや、嘔吐反射が強く奥に通常の歯ブラシを入れられない患者などに有用である（**図13**）。

・デンタルフロス

　補綴装置の隣接面に使用するデンタルフロスは細いものを使用する。ワックスタイプ（ろうでコーティングされたフロス）とアンワックスタイプ（ろうでコーティングされていないフロス）のどちらを使用しても問題はない。アンワックスタイプのほうが、歯との摩擦力があるためプラーク除去効果は高いが、デンタルフロスに慣れていない患者には、耐久性があり、切れたりほつれたりしにくいワックスタイプを推奨してもよい。また、唾液や摩擦によって繊維がふくらむタイプのフロス（エクスパンドタイプ）もあり、鼓形空隙の大きさに応じて選択する。ブリッジのポンティック基底面を清掃する場合は、咬合面からデンタルフロスを挿入することは不可能であるため、連結部の下部鼓形空隙から挿入して清掃を行う（**図14**）。

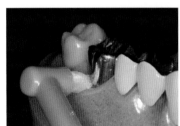
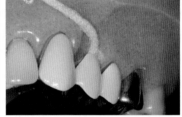

図13　タフトブラシによるマージン部の清掃

図14　エクスパンドタイプを用いたポンティック基底面の清掃

・歯間ブラシ

　歯間ブラシのサイズは、鼓形空隙の大きさに合わせて選択する（**図15**）。歯間ブラシが鼓形空隙に対して細い場合は、歯面に付着しているプラークをとらえることができず、清掃効果が悪くなりやすいので、歯間ブラシは鼓形空隙の大きさ、ポンティック基底面と顎堤との隙間の大きさに合わせ、適切なサイズを選ぶことが重要である（**図16**）。また、乱雑に使用して補綴装置を傷つけないよう、挿入方向や動かす速さなども指導する。

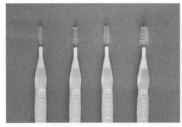

図15　太さの異なる歯間ブラシの例

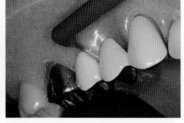

図16　歯間ブラシを用いた鼓形空隙の清掃

・電動歯ブラシ

　電動歯ブラシは大別すると、① 高速運動歯ブラシ（ヘッドが機械的に往復、回転するタイプ）、② 音波歯ブラシ（リニアモーターによる音波振動でプラークを落とすタイプ）、③ 超音波歯ブラシ（周波数の高い超音波でプラークを落とすタイプ）の3つに分類される。特に、手用の歯ブラシを上手に動かせない患者や、自分自身でブラッシングが行えず、他者の補助や全介助が必要な患者に有用であるが、手用の歯ブラシに比べて柄が太く、振動もあるので、握力の弱い患者や上手に持つことができない患者へ使用を勧める場合は、十分に注意しなければならない（**図17、18**）。

　電動歯ブラシを使用する場合であっても、各歯面にしっかりとブラシを当てなければならないが、補綴装置へのブラッシングは損傷を防ぐために弱いモードで、ブラシの毛先が軽くマージンに触れるように当ててゆっくりとブラシを動かすことが重要である。また、電動歯ブラシと併用して使用する歯磨剤に研磨剤が含まれていると、補綴装置の表面や歯面を傷つける原因となるため、研磨剤が含まれていない、または少ないものを使用する。さらに、電動歯ブラシを過剰な力で押し当てるように使用することも、補綴装置を傷つける原因になるので避けなければならない。

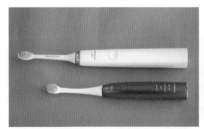

図17　電動歯ブラシの例

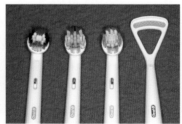

図18　電動歯ブラシのヘッドブラシの例

（河野　舞）

文献
1）石橋寛二ほか編：クラウンブリッジ補綴学, 第4版, 医歯薬出版, 東京, 2010, 280-283.
2）矢谷博文ほか編：クラウンブリッジ補綴学, 第5版, 医歯薬出版, 東京, 2014, 237-240.

❷ メインテナンス

1）メインテナンスの目的

　補綴治療によりクラウンブリッジが装着されたのち、定期的なメインテナンスが必要となる。クラウンブリッジを長く使い続けるためには、補綴装置の土台となる支台歯と歯肉を歯周炎やう蝕から守ることが求められる。クラウンブリッジは、口腔内に長期的に固定される補綴装置である。そのため、自浄作用が働きにくく、口腔内が不衛生な状態となりやすい。適切なメインテナンスが行われないと、歯肉炎や歯周炎を起こしやすく、炎症が進行すれば、歯肉退縮や歯根露出、根面う蝕を引き起こす。支台歯と補綴装置との間に空隙が生まれ、適合不良による二次う蝕につながる。

　メインテナンスは、「治療によって得られた口腔の健康な状態を持続し、疾病の再発を防止すること」である。患者自身が行うセルフケアと歯科医師、歯科衛生士の専門職が行うプロフェッショナルケアの組み合わせで実施される。具体的には、日々の口腔清掃、定期健診などであるが、その実行は主に患者自身にゆだねられる。そのため、患者がメインテナンスの必要性を十分に理解し、適切に実行できるよう、歯科衛生士のかかわりが重要となる。

2）メインテナンスの留意点

　定期的なメインテナンスを継続するためには、患者自身が積極的に取り組む気持ちをもつことが大切である。特に、う蝕や歯周疾患のリスクが高い人の場合は、これまでに口腔清掃や定期健診が生活習慣となっていない可能性も考えられる。メインテナンスに対する患者のモチベーションを高め、行動変容を促すことが必要となる。補綴治療の期間中、継続的に歯科保健指導を行う。メインテナンスの重要性、セルフケアの方法、定期的プロフェッショナルケアについて丁寧に説明し、理解してもらうことが大切である。

　補綴治療を必要とする人の多くは、成人期、老年期のライフステージにある。なかには、仕事が忙しく、メインテナンスの時間が十分とれない状況の人がいるかもしれない。また、この時期は、体調や生活環境の変化が起こりやすい時期でもある。年齢を重ねることで、オーラルフレイルの進行で生活意欲が低下し、セルフケアに気持ちが向かわなくなる人もいる。歯科保健指導を行う際には、患者の口腔状態を適切に見きわめることに加え、生活背景も視野に入れ、メインテナンスの継続を困難にする要因を見定める。ときには、無理のないメインテナンスの方法を提案することも必要である。

破損に対する留意点

陶材焼付冠やポーセレンジャケットクラウンの場合、強く噛みしめたり、硬いものを噛んだことにより破損が起こる可能性がある。破損を放置したままにすると、破損によりできた鋭利な部分で舌や口唇を傷つけるだけでなく、プラークや食物残渣が付着しやすくなり、プラークコントロールが難しくなる。そのため、破損した場合や補綴装置に違和感があるときには放置せず、速やかに受診することを伝える。

3）セルフケア

（1）セルフケア

　クラウンブリッジを良好な状態で保つためには、何より患者自身の適切なプラークコントロールが重要である。クラウンブリッジは、補綴装置の辺縁部が歯肉と接しており、歯頸部にプラークが付着しやすい（**図19**）。特にブリッジは構造が複雑で、補綴連結部やポンティックに食物残渣が溜まりやすく、プラークが付着しやすいうえに除去が難しい。クラウンブリッジにはさまざまな形状があるため、歯科保健指導では、患者それぞれの補綴装置の構造、口腔状態に合った適切なセルフケアを提案することが求められる。場合によって、鏡を使い患者に口腔内を見せながら、口腔状態や補綴装置の形状を説明したり、歯垢染色剤を使いプラーク付着を確認するとよい。患者が自分自身の口腔内を把握することは、セルフケアを確実にするだけでなく、メインテナンスの動機を高めることにもつながる。

（2）歯ブラシ

　口腔清掃では、補綴辺縁部、連結部、ポンティック、隣接部に歯ブラシの毛先が当たっているかを意識しながら歯ブラシを小刻みに動かしてプラークを除去する。歯科保健指導の際に、磨きたい部位に歯ブラシの毛先がきちんと当たる方法を練習しておく。また、過度なブラッシングは歯肉を退縮させるおそれがあることにも注意し、適度な力加減を心がけることも伝えておく。

（3）歯間ブラシ

　歯間ブラシは、歯ブラシでは届かない歯間隣接面、連結部やポンティック基底部のプラークを比較的簡単に除去することができる。歯間ブラシを利用する際には、歯間空隙に合わせて適切なサイズを選ぶ。清掃時は、歯間ブラシの毛先を歯冠に沿わせゆっくりと歯間部に挿入し、毛先の角度を変えながら頬舌側に動かす（**図20**）。連結部や基底面も同様の方法で補綴装置に毛先を沿わせ毛先を動かすことでプラークを除去する。

（4）デンタルフロス

　デンタルフロスは、歯間隣接面などで空隙が狭く、歯間ブラシの挿入が困難

な部位のプラーク除去に効果的である。ブリッジ連結部やポンティック基底部には、スーパーフロスやフロスレッダー（誘導針）を用いて、空隙の間を通してから、歯冠や基底部を滑らすようにフロスを動かしてプラークを除去する（**図21**）。

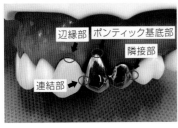
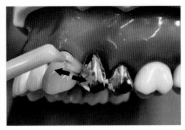

図19　プラークの付着しやすい部位　　図20　歯間ブラシの動かし方

（5）タフトブラシ

　タフトブラシは、プラークを除去したい部位にピンポイントで毛先を当てることができる。また、力のかかり具合を調整できるので、歯肉に炎症がある場合や歯肉退縮が気になる場合に適している。歯頸部や隣接部に毛先を合わせ、軽く左右に動かすとよい（**図22**）。歯肉退縮による歯根露出の場合は、歯根部に軽く毛先を押し当て振動させるか、叩くようにしてプラークを除去する。

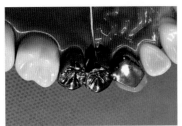
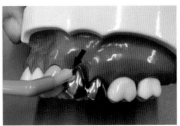

図21　デンタルフロスの動かし方　　図22　タフトブラシの当て方

③　リコール時のプロフェッショナルケア

１）プロフェッショナルケア

　プロフェッショナルケアでは、専門職が定期的に口腔状態を点検し、補綴装置の破損や不適合、う蝕や歯肉炎の進行を早期発見する。その結果、重大な状態になる前に適切な処置を行うことができ、クラウンブリッジを長持ちさせることができる。また、定期的に歯科保健指導を行うことで、患者のセルフケアに対するモチベーションを維持することが可能となる。補綴治療が終了したのち、患者の口腔状態に合わせてリコール時期を検討し、はがきや電話で受診を促すことで、プロフェッショナルケアにつなげる。

2）口腔内観察

　受診時には、前回からの口腔内の変化を把握する。クラウンブリッジの観察では、補綴装置の破損、辺縁部の不適合、ポンティックの歯肉への食い込み、咬み合わせの異常、外傷の有無などを確認する。併せて、歯（形状、う蝕の有無）と歯肉（形状、色調、硬さ）の状態を観察し、歯肉炎やう蝕などの口腔疾患の進行を確認する。このとき、プラークや歯石の付着量、付着部位、付着期間を確認し、セルフケアが適切に行われているのかを判断する。口腔内観察で何らかの異変を確認した場合には、速やかに歯科医師に報告する。

3）口腔清掃

　プロフェッショナルケアにおける口腔清掃は、患者自身では除去が難しいバイオフィルムを形成したプラークを除去することが目的である。口腔状態により、PTC、PMTC のいずれかの方法、あるいは両方を用いて、すべての歯面の歯肉縁上および縁下プラークの除去および研磨を行う。クラウンブリッジは、補綴辺縁部、連結部やポンティックに長期間プラークが付着しやすい。これらの部位は特に重点的に清掃を行う。柔軟性があり、せまい歯間部に挿入しやすいラバーチップやエバチップを活用するとよい。また、歯肉縁下のプラークは患者自身では除去が難しいので、可能であれば歯肉縁下 1～3 mm 程度までスケーラーやラバーカップを差し込み、清掃を実施する（**図 23～25**）。口腔清掃でプラークや歯石が除去されると、新たに補綴装置の破損や歯、歯肉の異常が把握できる場合もあるので口腔内の状態は常に観察する。

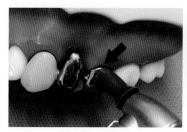 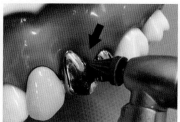 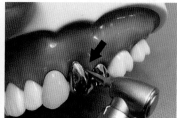

図 23　ラバーカップの当て方　　**図 24　ラバーチップの当て方**　　**図 25　エバチップの当て方**

4）歯科保健指導

　日常的なセルフケアの方法と生活背景を口頭で確認し、口腔内観察と口腔清掃を通じて確認した患者の口腔内の状態から、セルフケアの状況を判断する。セルフケアで不十分な点があれば、その点を指摘して、再度、歯科保健指導を行う。

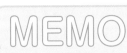

プロフェッショナルケアにおける口腔清掃

プロフェッショナルケアにおける口腔清掃には、歯ブラシやデンタルフロス、歯間ブラシ、スケーラーなどを用いてスケーリングやルートプレーニング、歯面研磨を行う PTC（professional tooth cleaning）と、コントラアングルハンドピースにラバーカップやエバチップを装着し、ペーストを用いてプラークを機械的に除去する PMTC（professional mechanical tooth cleaning）の2つがある。

（栁沢志津子）

4 　有床義歯

　う蝕や歯周疾患は基本的に罹患する前に予防することが大切で、適切にセルフケアができる指導が必要である。しかしながら、義歯を装着する患者の歯科保健指導は、すでに多数の歯を失っているので、歯の喪失までのバックグラウンドを把握し、指導する必要がある。

❶ 　部分床義歯

1）治療前の患者指導

　義歯を装着するほど歯を欠損した口腔に関心の低い患者にどのように治療に関心をもたせるかを考える必要がある。

　まず、一連の初診時の診察と検査が終わったら歯科医師とともに検査の資料（エックス線写真、口腔内写真、歯周基本検査チャート、模型）を患者の前に提示し、患者に口腔内の状況を把握させることが必要である（**表4**）。

表4　初診時の患者への説明

① なぜ口腔内に欠損が生じたのか
② 今後保存できない歯はどれか
③ どうやって残存歯を保存していくか
④ 欠損を補綴する必要性
⑤ 欠損補綴を怠った場合どうなるか
⑥ 欠損の放置と全身疾患とのかかわり

　これらを説明し、治療することを納得してもらう。ただ、これまで口腔内に関して関心が低い患者に一度に大量な情報を提示しても内容を把握できる可能性は低い。大切なポイントは繰り返して説明する必要がある。患者は歯を磨かなかった、装置が入るまで通院しなかったことが悪いことは感じている。しかし同時に、早く、痛くなく、安価に治療が終わればよいと思っている場合が多

い。患者個々の価値観を探り、歯科医師と協力して早期に患者とのラポールを形成する必要がある。

　信頼関係が確立した後、さまざまな治療や指導が開始される。治療は、外科治療→矯正治療→歯周治療→歯内治療→修復治療→補綴治療、と進むが、初診から歯科衛生士も治療に参画し、口腔内環境をどう整えるか計画する。

（1）どの歯を残す？

　歯科医師の診断、治療計画にもよるが、義歯を装着するにあたり、どの歯を残すのか、口腔内に残った残存歯の環境を整える。

（2）残したい歯（支台歯として使える歯）

　臼歯群は支持力が大きいので、どの歯が残っていても義歯にとっては維持、安定が高くなる。それに対し、中切歯、側切歯は支持能力が低く、支台装置を設定するには良好な形態や審美性が得にくいので、犬歯まで保存できることが望ましい。

・歯内治療された歯

　適切な根管充塡がなされ、歯冠補綴が施された歯は支台歯として用いることができる。

・歯周ポケット

　ポケットは4mm以下で炎症のないものとする。

・歯冠歯根比

　部分床義歯の支台歯として必要な歯冠歯根比は1対1である。

　歯冠歯根比を改善するため抜髄後、歯冠を落としてオーバーデンチャーにすることもある。このとき、根面板を装着するが清掃性が劣る。

・根面板の清掃

　歯の高さは2mm以上ないと清掃が難しいとされている。義歯下の残根は象牙質のう蝕罹患率が高いので、基本的に鋳造で作られた根面板の装着やレジンによる被覆が行われる。プラークコントロールが難しいのは患者が歯を目標にしにくいこと、全周辺縁歯肉なので力を加えると痛くなること、義歯に被覆されているので自浄性がないことである。炎症が起こったときには軟らかい歯ブラシで刷掃する。あるいはガーゼで清拭するなどして消炎を待つ。通常は歯ブラシやタフトブラシで刷掃すればよい。また、根面板が接触する義歯内面の汚れも残根の辺縁歯肉に影響を及ぼすため、義歯用ブラシで刷掃させる。

根面板

・連結固定

　適切な支持力が得られないときには支台歯を連結固定する。有効な手段であるが、連結した歯を同時に失うことがあることを患者に理解させる。

　以上のことを含め、歯科衛生士は歯科医師と組んで支台歯の環境整備を行うとともに、これ以上欠損を拡大しないようにする。

連結固定

・残存歯の歯周処置

歯周基本検査に準じた検査を行う。歯周ポケット深さ、動揺度、BOP、PCR など異常値を認めた場合、処置の必要性を歯科医師と検討し、必要ならば処置を開始する。

検査、処置、指導を行い、口腔内の状況を具体的に患者に説明しながらプラークコントロールを習慣化する。咬合支持が少なければ暫間義歯の製作を依頼する。これで環境が整えば最終補綴に移行する。

（3）欠損部に隣接した残存歯の清掃

適切に並んだ歯列はプラークコントロールを行いやすいのに対して、欠損歯列は磨きにくい。特に残存歯の欠損部に隣接した面は鏡で目視しながら磨かないとブラシが該当する面に当たらない。多くの歯を欠損してきた患者が改めて鏡を見て磨く習慣を獲得するのは容易ではない。良くなった点を褒めつつ、到達できていないことは指摘しながらモチベーションを高めるように指導する。さらに、残存歯のう蝕予防のためフッ化物配合歯磨剤をすすめる。

・支台歯に対する対応

支台歯を長期的に維持管理するには、支台歯の欠損側隣接面、歯頸部、クラスプに接する歯面のプラークコントロールが重要である。大連結子、義歯床が歯に接触している場合、自浄性が低いので補綴装置が被覆している辺縁歯肉、歯の清掃は念入りに行う必要がある。

・部分床義歯の衛生管理（旧義歯、治療用義歯）

支台歯、バーやクラスプの内面、義歯粘膜面などにはプラークが停滞しやすく、う蝕や歯周疾患に罹患しやすい。新義歯製作中であっても旧義歯が汚れていては口腔内の環境は悪化する。患者は義歯さえ新しくなれば良くなると考えがちなので、義歯にもプラークが付き、歯石が沈着することを旧義歯の汚れを見せながら意識させる。必要であれば義歯用の歯垢染色剤で染色し、患者に説明するのも有効である。また、支台歯と義歯の接触がレジンで行われている場合、非常に汚れやすいので適切に清掃することを指導し、必要に応じて歯科医師に相談する。新義歯はなるべく金属で接触するように歯科医師に依頼する。また、欠損部に隣接した歯のデットスペースが大きな場合、支台歯や義歯にプラークを停滞させないよう、少なくするように依頼する。

・義歯に付着した歯石

義歯に付着した歯石は患者によって取ることはできないので、歯石が付いた状態を患者に見せ、再度義歯の刷掃指導した後で、エバン彫刻刀で削り取るか、歯科医師にバーで削り取ってもらう。

・機械的洗浄

清掃の基本は機械的洗浄である。まず、食事後は義歯を外して義歯用ブラシを用いて食渣やプラークを除去するよう指導する。清掃時は、洗面所で義歯を落として壊さないように水を張った洗面器を準備し、義歯の変形を避けるように手で把持しながら清掃する。このとき、研磨剤が入った歯磨剤を使

うとレジン表面を傷つけるので使用せず、義歯用洗浄剤あるいは無添加の中性洗剤を付けた義歯用ブラシで洗浄後、十分に水洗してから口腔内に装着する。特に支台装置の内面は適合を保持するため、鏡面研磨されておらず、プラークが付着しやすいので丁寧な清掃が必要となる。

① 化学的洗浄

　就寝時は特別な症状がないかぎり外し、義歯洗浄剤を溶かした水に浸漬して保管する。しかし、顎関節症などがある場合は装着させ、入浴時や夕食後に化学的洗浄の時間を設ける。洗浄剤の効果を高めるために、液に浸漬する前に義歯に付着している汚れをブラシ等で除去する。

・義歯洗浄剤

過酸化物系、次亜塩素酸系、酵素系があり、**表5**に示すようにそれぞれの特徴を説明しながら指導する。

表5　義歯洗浄剤の効果と義歯の影響

効果（洗浄力）	過酸化物系、次亜塩素酸系＞酵素系
洗浄による義歯表面の傷み	過酸化物系、次亜塩素酸系＞酵素系

　部分床義歯は金属構成要素を含むので、部分床義歯用と明記された洗浄剤を使うのが望ましい。また、装着前に十分に水洗してから装着する。

　なお、義歯性口内炎の原因の *Candida albicans* は機械的清掃では完全には除去されないため義歯洗浄剤による化学的清掃を併用する。

② 煮沸

　MMAのレジン床義歯は変形するので絶対煮沸消毒させない。一方、ポリカーボネート、ポリサルフォン床義歯は煮沸に耐える。

③ アルコール、有機溶媒など

　表面のひび割れを誘発するので使用しない。

・義歯の破折

　義歯の破折を確認した場合は速やかに来院してもらう。特に支台装置の破折について患者は簡単に確認できないので、それまで安定して機能していた義歯が、急に維持力の低下（クラスプ鉤腕の破折）、床下粘膜の痛み（レストの破折）が発生したときには来院するよう指導する。

・粘膜調整、義歯安定剤

　部分床義歯における義歯安定剤は、適切に使うと支台歯の負担が軽減することがある。絶対に残存歯に塗らないことを守ってもらうよう説明する。

2）義歯製作中の患者指導

　製作前の患者指導とほぼ同様に行う。

3）新義歯装着時の患者指導

表6　義歯の装着練習、指導

① 外すことから練習、外せるようになったら装着練習に移行
② 慣れるまでは鏡で確認しながら装着
③ クラスプの変形や歯、歯肉の損傷を避けるため、義歯を左右均等に着脱
④ 義歯を挿入するときに、クラスプを頬粘膜や口角に引っかけないように注意
⑤ 義歯を噛みながら装着しないように指導
⑥ 装着後、噛み合わせの確認や発音の調整

（1）部分床義歯の着脱

　最初に義歯の構造を簡単に説明する。患者と一緒に義歯床やクラスプの形状を確かめ、どのクラスプがどの歯にかかるか、鏡を見てもらいながら説明する（表6）。

（2）部分床義歯の衛生管理

　装着前に準じる。

（3）支台歯に対する対応

　装着前に準じる。

（4）リコールのすすめ

　患者は疼痛がないと来院しないことが多い。症状が出てからでは義歯や口腔内の処置が困難なことも多いので、その状態になる前に患者に来院してもらう。良好な義歯の状態を維持するには、装着後の調整が完了してから、1、3、6カ月後（それ以降は半年ごと）にリコールする。

　以下に患者が認知しやすい順に口腔内の変化を示す（表7）。

表7　リコール時の確認事項

① 支台歯や残存歯のう蝕、歯周疾患による疼痛、修復物の破折脱離、自然脱落
② 人工歯の脱落（破損、咬耗）
③ 義歯床粘膜面の不適合（食べ物の床下への迷入）
④ 義歯床の破折
⑤ 支台装置の破損（鉤腕の破折など）

4）装着後の指導

　以下に装着後のリコール時に観察する部位を示す。

① 義歯の観察

　清掃状態（詳細は装着前と同じ）、破損や変形部位の有無（詳細は装着前と同じ）、クラスプの状態を観察し、適合不良や破折を確認する。

② 顎堤粘膜の炎症の有無

③ 残存歯、支台歯のう蝕、歯周疾患

支台歯は、ほかの残存歯に比べて動揺が増加する割合が高く、義歯装着前に対して動揺度の増加は 10 ～ 25 ％である。

・歯周疾患

歯周基本検査に準じた検査を行う。歯周ポケット、動揺、BOP、PCRなどに異常値を認めた場合、処置の必要性を歯科医師と検討し、必要ならば処置を再開する。

残存歯の辺縁歯肉への刺激を排除するため、歯頸部付近は開放する。このように設定されていないときは歯科医師に報告する。

・支台歯のう蝕

レストシート、誘導面、欠損側隣接面にう蝕の発生が多い。クラウンが装着されているときはマージンの適合、う蝕の有無の確認する。疾患が認められれば歯科医師に処置を依頼する。

デンチャープラークコントロールが適切に行われているか確認する。特にクラスプ内面は、適合を維持するため鏡面研磨が行われず、プラークの付着が著しくう蝕が発生しやすい。汚れていれば口腔衛生指導を行う。

② 全部床義歯

1）装着前の指導

（1）口腔内の清掃

歯がないので行う必要がないように思われるが、食事の後の残渣は案外多く、口腔前庭、舌下、舌背に残り誤嚥性肺炎の原因ともなるので、粘膜用ブラシ、スポンジ、濡らしたガーゼなどで清掃するように指導する。丁寧な含嗽も有効であるが、嚥下障害がある患者もいるので、十分に問診で確かめておく。また、フラビーガムの部分や顎堤粘膜の指によるマッサージも顎堤粘膜を強化するために有効である。マッサージは指を清潔にして何もつけない。過度の刺激は逆に炎症を引き起こすこともあるので様子を見ながら行わせる。

（2）義歯の清掃

部分床義歯に準じる。

・粘膜調整

顎堤粘膜に炎症、疼痛がある場合、粘膜調整が行われていることがある。

粘膜調整材は 3 ～ 6 日で硬くなる。これは劣化であって硬化ではない。時間の経過に伴って表面は荒れ、*Candida albicans* が繁殖することがあるので、交換時には必ず来院させる。粘膜調整材が貼付された膜調面はブラシをかけると剥離してしまうので、流水下で大きな食渣を取り、表面は中性洗剤をしませたガーゼでやさしくぬぐってきれいにする。粘膜調整材の種類によって

粘膜調整

は義歯洗浄剤の使用を禁じていたり、酵素系の使用を勧めたりしているので、使用説明書で必ず確認してから患者に指導する。

2）義歯装着時の指導

（1）全部床義歯の着脱指導

上下顎が無歯顎の場合、外すときは上顎義歯から、装着時は下顎義歯から入れるのが一般的である。片側が部分床義歯である場合、総義歯から外し、装着は部分床義歯から入れるように指導する。装着前は義歯の粘膜面を湿らす。

外すとき、上顎義歯は陰圧で強く吸着しているため、義歯の前歯前庭部に人差し指を挿入し、義歯に空気を入れて外す。

（2）全部床義歯の衛生管理

部分床義歯に準じて行う。

（3）軟質裏層材を貼付した義歯について

顎堤粘膜が菲薄で痛みを訴える患者には軟質裏層材が裏打ちされることがある。素材はアクリル系とシリコーン系があるが、従来の床用レジンに比べて汚れやすいので適切に洗浄する必要がある。義歯用ブラシは表面を傷めるので使わず、流水下で食渣を流してからガーゼに中性洗剤を付け拭うように洗う。義歯洗浄剤は酵素系のものを使う。

（4）口腔内の清掃

製作前の指導に準じる。

（5）就寝時における義歯の取り扱い

部分床義歯に準じる。

・義歯安定剤

パウダータイプ、クリームタイプ、クッションタイプがある。使い方を誤らなければそれなりに効果がある。操作性がよいのがクリームタイプである。量を必要以上多くしないこと、伸びて薄くなるまで時間がかかるので食事の30分以上前に塗布することを指導する。香料が強いものは避ける。それに対してパウダータイプは伸びるまでの時間を要さないので使用するまでの時間は短くてよい。しかしながら、適合の悪いところは義歯と粘膜の間に隙間が生じ、効果は低い。ともにお湯に溶けやすいので食事の順番に留意し、熱いものは食事の最後にする。最も使用が危ぶまれるのがクッションタイプで、上手く操作できれば診療室で行われるリラインに近い結果が得られるが、ほとんどの場合、咬合接触が変化し、歯槽骨の吸収を引き起こすので安易に使うものではないことを説明する。根本的な調節を行わず、接着すればすべてが治るものではないことを理解させる。

（6）食事指導

はじめて義歯を入れた患者は、装着直後から何でも食べることができると期待し、うまく食べることができず悲観的になることがある。食べられる物に限

・粘膜調整を行った義歯は
→リライン
→義歯新製
となる。
・ダイナミック印象とも呼ばれる。

軟質裏層材

界があることを理解してもらう。しかし、慣れるにしたがって徐々に食べられるものは多くなることを説明する。

　装着初期は軟らかい食べ物で義歯を使った食事に慣れてもらう。このとき、丸飲みしてよいのではなく、軟らかいものを使って咀嚼練習をすることが目的であることを説明する。そして、徐々に嚙みごたえのある食材に移行させていく。粘着性の強い食べ物は困難なことが多い。咀嚼の刺激により唾液の分泌が促進され、円滑な咀嚼、嚥下ができるようになるので咀嚼回数を増やすように勧める。まず、何回嚙んだら飲み込みたくなるか数え、その回数をわずかに超える回数の咀嚼するように指導する。また、前歯で硬いものを嚙み切ると義歯は外れやすく、長期間前歯で咬合すると上顎前歯部の顎堤が吸収しやすいことを説明する。さらに、義歯を装着すると口蓋が床で覆われるため熱が伝わりにくくなる。特に熱いものは感じにくくなり喉の火傷を起こすので気をつけてもらう。

（7）発語の練習
　義歯床の装着は、舌の動きに影響を及ぼし発音に違和感を覚える。異物感の大きなものを入れると馴染むまで舌圧が低くなるという報告があるが、発音も慣れるまで本などをゆっくり、はっきりと読み、練習する。早ければ 1 〜 2 週間、長い場合で 1 カ月かかることを説明する。特に独居の患者は話す機会が少ないので、本を読んでの練習は重要なリハビリテーションとなる。

（8）全部床義歯を安定させるために
　全部床義歯が安定するには、適当な量の唾液と舌、口唇、頬粘膜の協調が必要となる。また、加齢とともに口腔周囲筋の筋力が衰え、義歯の維持安定に不具合を生じることも考えられる。
　全部床義歯装着者における摂食時の舌の位置は、下顎義歯の維持、安定に大きな影響を及ぼす。舌が後退位をとると下顎舌側床縁の辺縁封鎖が失われるので、舌の先端および側面を義歯の舌側面に接触させたまま開口を行うように指導する。口腔内外の変化を確認し、適切に対応する。

（9）義歯への慣れ
　新義歯の装着によって、一次的な唾液分泌の増加、異物感、発音障害、嘔吐反射などの不都合を生じる。義歯に慣れるには、通常 1 カ月程度が必要である。慣れるためになるべく多くの時間装着する、意識が義歯に集中しない状況、たとえば作業中に使うなどを指導する。

3）リコールとメインテナンスに関する指導
　義歯を長期に使用すると人工歯が咬耗する。加えて歯槽骨の吸収も生じる。これらを放置するとフラビーガム、義歯性線維症、義歯性口内炎などが発症する。これらは自覚症状が少なく、徐々に進行する。義歯の破折も気づかないようなものもあるため、症状がなくても定期的にリコールや調整が必要であることを理解させる。

・調子が悪くなったとき

　床下粘膜に痛みが出たり、義歯の安定が悪くなったりした場合、速やかに来院する。

　来院まで時間がかかる場合、前日に必ず装着すると状態が把握しやすい。急に維持力が弱くなったときは臼歯部が咬耗し、前歯の接触が強くなったことを示すので咬合調整を依頼する。床を勝手に削ったり安易に義歯安定剤を使用したりしないように説明する。

4）口腔内外の変化

（1）義歯性口内炎

　義歯の汚れによって発生する。デンチャープラーク中の *Candida albicans* が原因である。まずは義歯の清掃を徹底してもらう。また、口腔内も汚れているので粘膜清掃用ブラシで清掃する。このような対応で口内炎が消失しない場合は、抗真菌剤による含漱も行われる。

（2）フラビーガム

　臼歯部が咬耗すると前歯が当たりやすくなる。前歯部の突き上げが原因である。その際、顎堤に炎症が生じ、顎骨だけが吸収し、裏打ちのない状態（コンニャク状）になることをフラビーガムという。定期検診時に十分な観察を行い、症状がみられたら歯科医師に報告する。通常、粘膜調整が行われるが、加えて義歯の清掃時に、該当粘膜部を粘膜用のブラシや指でマッサージして粘膜を引き締める。

（3）義歯性線維腫

　臼歯部が咬耗すると前歯が当たりやすくなる。このとき、義歯の動きが大きくなり床縁によって刺激を受けた口腔前庭部に発症することが多い、定期検診時に発見したら歯科医師に報告する。

（4）オーラルフレイル

　高齢者は何らかの疾患にて緊急に入院することがある。急性期には点滴のみで経口栄養を取らず、回復期でも義歯を使わない状態になると咀嚼筋の衰えが発生し、咀嚼障害を呈することがあるので、入院時に担当医と相談する、あるいは、退院したら速やかに連絡するように指導する。

　退室後、口腔機能回復のためのリハビリテーションを行う。具体的には軟らかいものをゆっくり咀嚼して機能回復させる。

オーラルフレイル

（5）体重減少

　高齢者は何らかの原因で入院したり寝込んだりすることがある。その際、3kg 以上の体重減少があると、口腔内の変化による義歯の適合不良を認める場合があるため、歯科医師に報告する。

　　・リラインとリベース（p.158「8章4-1　リラインとリベース」参照）

　　　床下組織の吸収が進行すると、義歯床の適合が不良となり、義歯と残存歯

のバランスが失われ、口腔内の諸組織に影響が及ぶ。また、義歯床の破損を起こしやすくなる。このような場合、義歯の適合を改善して安定を図る。

　リラインは義歯床粘膜面の1層を新しい義歯床用材料に置き換え、義歯床下粘膜との適合を図る方法である。直接法と間接法がある。

（黒岩昭弘）

5　インプラント治療

1　患者指導[1, 2)]

1）治療前の患者指導

（1）医療面接（情報収集）

　医療面接は、患者との間に良好なコミュニケーションをとり、信頼関係を構築するうえで重要であり、インプラント治療を患者と協同して円滑に進めることができる。インプラント治療は欠損補綴療法の一つであるが、その特徴として外科手術を伴う。治療前にその治療法の特徴やメリット、デメリット、リスク、治療後のメインテナンスの重要性などを丁寧に説明する。患者のインフォームド・コンセントが得られたうえで治療を開始する。

　医療面接では、主訴、口腔と全身の既往歴の主観的情報の収集を行うとともに、喫煙、ブラキシズムや舌習癖の有無、生活習慣、生活環境などの確認（聴き取り、聴取）を行う。

　また、客観的情報として治療前の口腔内写真の撮影をしておくことが望ましい。患者教育やモチベーションのための有用な視覚媒体となる。治療前はもちろん、必要に応じて各ステージにおいて記録しておくとよい。

（2）口腔衛生指導と歯科保健指導

　インプラント周囲組織は歯周組織と同様、プラーク付着によって炎症が生じる。インプラントの周囲組織は歯周組織との相違点から、炎症に対する防御機構が低い（劣る）と考えられている。そのため、天然歯に準じた、あるいはそれ以上に質の高いプラークコントロールが求められる。治療前に残存歯の歯周疾患治療を行い、患者の口腔内の状態とスキルにより、適切な口腔清掃方法を指導する。

　また、インプラント治療に至る歯の喪失原因は、う蝕や歯周疾患が多い。この背景には、多くの場合、口腔衛生管理の不良がある。インプラント埋入前に、プラークコントロールを改善することが肝要で、患者には適切なセルフケアを習得させる。さらに、患者の生活習慣も深く関与することが考えられる。生活

習慣に対する歯科保健指導、ブラキシズムなどの咬合習癖、舌習癖を改善しておくなど、それぞれのリスクファクターに適切に対応しておくことが大切である。

　喫煙はインプラント治療の予後に大きく関与する。禁煙の重要性を十分に説明し、積極的に禁煙指導を行う。禁煙外来での禁煙治療も効果的である。

　インプラント治療は治療期間が長く、モチベーションは低下しがちである。全身状態の管理と口腔衛生管理に対するモチベーションを高める働きかけを続けることは効果的である。

2）治療中の患者指導

（1）セルフケア

　インプラント埋入手術当日は手術創の安静のために軽いうがいにとどめるよう患者に伝える。含漱剤を併用することもある。残存歯は通常どおりの口腔清掃を行うよう指導する。創が治癒するまでの間はブラッシングや食事で手術部位を傷つけないよう注意する。

　インプラント治療の術式には1回法と2回法がある。1回法、あるいは2回法のアバットメント装着後から上部構造装着までは、粘膜貫通部を軟毛の歯ブラシまたはタフトブラシで丁寧にブラッシングするよう指導する（**図26**）。

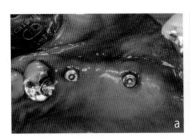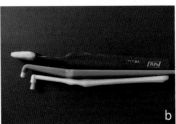

図26　(a) 粘膜貫通部、(b) 粘膜ブラシ、タフトブラシの例

（2）食事指導

　多数歯欠損に対するインプラント治療の場合、咀嚼困難を伴い栄養不足に陥る場合がある。状況によって食生活のアドバイスを行うなど、栄養管理にも留意する。

3）治療後の患者指導

（1）セルフケア

　インプラントの上部構造は天然歯の歯冠よりもカントゥアが大きくなるケースが多く、周囲の軟組織の環境も、セルフケアを困難にさせる要因になり得る。インプラントの上部構造の特徴や、周囲軟組織の環境を考慮して口腔衛生指導を行う。その特徴は個々に違う。一人ひとりに合わせた適切なセルフケアの提案を行う。

・上部構造の形態

　インプラント体の直径が天然歯の歯根形態や大きさと異なるため、その上部構造の清掃性はカントゥアの付与の仕方によって大きく違う。また、単冠、ブリッジタイプ、インプラントオーバーデンチャーの支台など、その形態もさまざまである（図27）。

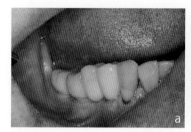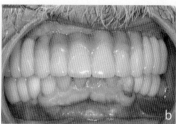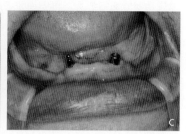

図27　(a) 単冠、(b) ブリッジ、(c) インプラントオーバーデンチャー

・インプラント周囲軟組織の状態

　インプラント患者は付着歯肉の幅の喪失や口腔前庭の狭小、小帯の付着位置の高位化など、軟組織の環境が悪化しているケースが多い。付着歯肉の存在、口腔前庭、小帯の付着位置等の軟組織の環境は、インプラント周囲粘膜の安定とセルフケアにおいてプラークコントロールが容易に行えるという点で、天然歯と同様に有利であると考えられる。

　付着歯肉の幅が狭く、口腔前庭が狭小なケースでは、インプラント頸部にブラシの毛先が到達しやすいヘッドの幅の細い歯ブラシを検討する（図28、29）。

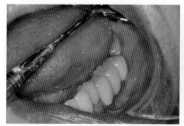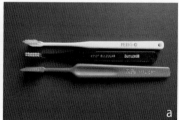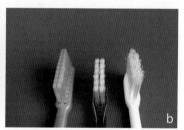

図28　「5−7 のインプラント付着歯肉の喪失、口腔前庭狭小のため軟組織の環境の悪化をみる症例

図29　2列歯ブラシの例
(a) ヘッドの幅の狭い2列植毛の歯ブラシの例。(b) ヘッド部分の拡大図

（2）ブラキシズムの予防

　インプラント装着患者では咬合の管理も重要である。咬合習癖、舌習癖の対応を継続して行う。

　歯ぎしり（グラインディング）、食いしばり（クレンチング）、カチカチと音をさせる（タッピング）などのブラキシズムはインプラントに過度の咬合負担となる。このような習癖にはナイトガードの使用が一般的である。

（3）歯科保健指導

　環境的なリスクファクターとして、喫煙、ストレス、飲酒や食生活などの生活習慣なども考えられる。患者のもつ背景的な因子についても配慮することが重要である。

　喫煙は多くの全身疾患の発症にとっても大きなリスクファクターである。禁煙成功者であっても、再喫煙することがないよう支援を継続する。

（4）メインテナンス期

　最終上部構造が装着すると治療が終了したと思う患者は少なくない。患者のセルフケアのみでは、口腔衛生管理や咬合の管理を行うことはできない。歯科医師、歯科衛生士による定期的なサポート（メインテナンス）が必要となる。定期的に受診する必要があることを再度説明する。

　長期にわたるメインテナンスでは、モチベーションが低下することも少なくないためモチベーションを高めるよう働きかけ続ける。生活環境、ライフイベント、加齢に伴う全身状態の変化、全身疾患の発症、服用薬の変更なども考えられる。メインテナンス来院時には、口腔内状況の確認をすることはもとより、全身の健康や心の健康にも留意する。

　インプラント周囲病変の予防、早期発見、早期治療のためにはより短期間で頻回のメインテナンスが必要であるといえるが、間隔の基準について明らかな見解はない。メインテナンスの間隔は患者の全身的、局所的リスクファクターによって個々に設定し、患者の状況によって適宜修正する。ただし、患者にはインプラント部位に少しでも違和感、疼痛、腫脹、出血などの症状を感じた場合には、必ずすぐに連絡するよう伝えておく（**図 30**）。

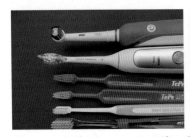 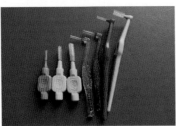 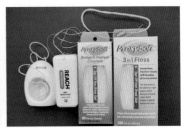

図 30　さまざまなセルフケアグッズ
インプラント部位には補綴装置を傷つけないためにもワイヤーがプラスチックでコーティングされた、歯間空隙に適したサイズの歯間ブラシを選ぶ。

（河野章江）

文献
1）日本口腔インプラント学会 編：口腔インプラント学学術用語集, 第 3 版, 2014.
2）沼部幸博ほか編：歯科衛生講座　歯周病学, 第 4 版, 永末書店, 京都, 2019.

② メインテナンス

　インプラント治療においても、天然歯の治療と同様、補綴装置装着後のメインテナンスが非常に重要で、メインテナンスの良し悪しが、インプラント治療の予後を左右するといっても過言ではない。また、一言でメインテナンスといっても、インプラント治療の場合、必ずしも天然歯と同じではなく、検査から清掃法、施術項目もさまざまである。インプラントの構造を理解したうえで、歯科医師の指示のもと、適切なメインテナンスを実施するためには、インプラント周囲粘膜炎ならびにインプラント周囲炎に関する知識も必要である（**表8**）。

表8　インプラント周囲粘膜炎とインプラント周囲炎

	インプラント周囲粘膜炎	インプラント周囲炎
病態	可逆的	不可逆的
出血	有	有
排膿	有または無	有
骨吸収	無	有
動揺	無	吸収が大きいと有

1）メインテナンス時の診察と検査

（1）診察

　通常の歯科診療と同様に、歯科医師の指示のもと、前回の来院時より何か変化があったかを問診する。その際には、口腔内に関連する内容だけでなく、全身の健康状態についても確認する。インプラント治療の対象となっている患者は、高齢であることが多く、数カ月来院しない間に、新たな内服薬などが追加されている可能性がある。特に、骨粗鬆症治療薬については、近年投与される患者が増加傾向にあるので、注意が必要である。

　インプラント治療における生物学的合併症で多くみられるものとして、インプラント周囲炎がある。Lindhe らの報告によれば、インプラント周囲炎は、インプラント周囲組織の炎症が、粘膜のみならず骨にまで波及した状態で、その罹患率は、インプラント体の数にして12 〜 43%、患者数として28 〜 56%とされている[1]。したがって、天然歯の場合と同様、メインテナンスに来院した患者の相当数が何らかの異常を抱えている可能性があると想定して診察すべきである。

（2）検査項目

　メインテナンス時に、インプラントについて確認すべきは、以下の点であるが、部分欠損の場合は、天然歯の状態についても同時に確認すべきである。

a）上部構造の破損の有無

　口腔内を観察すれば、最初に上部構造に目が行くはずである。インプラントの上部構造はセラミックによって歯冠形態を再現していることが多いため、

199

クラウンのチッピングや破折がないかをまず確認する。

b）上部構造の動揺の有無

スクリューのゆるみ、仮着セメントの劣化等で上部構造が動揺していることがある。多くの場合、患者側からの訴えがあるが、動揺に気づいていない場合もあるので注意が必要である。また、インプラント自体が脱落寸前であるために動揺している場合もあるので、動揺を認めた場合は、ただちに歯科医師に報告する。

c）プラークの付着状態

続いて、視点を上部構造の歯冠部から頸部付近にまで移しながら、プラークの付着状態を確認する。プラークを染め出して、患者とともに確認すれば、その後のブラッシング指導も適切に行うことができる。ただし、周囲粘膜の状態を確認する前に染め出しを行うと、発赤等の診断ができなくなるので、そのタイミングは歯科医師に確認してから行うべきである。

d）インプラント周囲粘膜の発赤、腫脹の有無

インプラント上部構造の頸部と周囲粘膜の状態を観察しながら、発赤または腫脹の有無を確認する。装着時の口腔内写真等も参考にして、顕著な変化がないか確認する。

e）インプラント周囲粘膜からの排膿、出血の有無

インプラント上部構造の頸部と周囲粘膜の状態を観察する際に、エアブローで乾燥させた後に、手指で頬側の粘膜を圧迫してみる。異常があれば、頸部に膿が排出される（**図31**）。排膿等の異常を認めた際には、エックス線写真を撮影し骨吸収の有無を確認する（**図32**）。また、骨吸収が顕著であることが明らかになった場合、ポケットの深さを計測してもよいが、インプラントの構造上、正確な計測は不可能であるため、近年、ポケット測定の意義には疑問が呈されている。

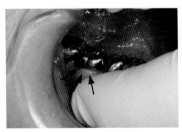
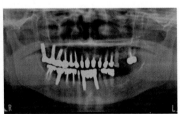
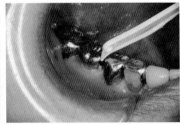

図31　インプラント周囲粘膜からの排膿、出血の有無を確認
頬側の粘膜を手指で歯肉頬移行部から歯冠側に向かって圧迫したところ、排膿を認めた（矢印）。

図32　エックス線検査の結果、インプラント周囲骨の吸収を認める。
ポケット短針で約8mmという計測結果であるが、構造上、正確なポケット深さの計測は困難である。

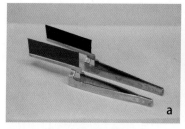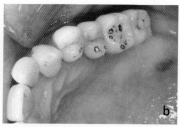

図33　咬合状態の確認
（a）咬合紙（赤）で偏心運動時の咬合接触を観察し、次に咬合紙（青）で咬頭嵌合位の咬合接触を印記する。（b）臼歯部では赤と青の重なった点が残るよう咬合調整する。

f）咬合の状態

　歯科医師が咬合紙等を用いて、咬合状態を確認する。臼歯離開咬合を基本として、偏心運動時の咬合接触が認められる場合は咬合調整を行う（**図33**）。

g）インプラント周囲骨の状態（エックス線写真撮影）

　歯科医師がパノラマエックス線写真またはデンタルエックス線写真（平行法）にて、インプラント周囲骨の状態を確認する。骨吸収が亢進しているかどうかは、上部構造装着直後の状態と比較して、慎重に診断する必要がある。

2）メインテナンスの術式

（1）清掃に用いる器具1（セルフケア共通）（図34）

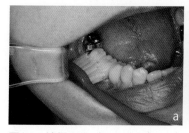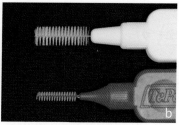

図34　清掃用具（セルフケア、プロフェッショナルケア共通）
（a）歯ブラシは、インプラント専用のものが各メーカーから提供されている。毛先が細く軟らかいものが推奨される（a: ジーシー　ルシェロ I-20）。歯ブラシを当てる角度にも注意が必要。天然歯の際に推奨されるバス法では粘膜を傷つけることがある。スクラビング法が推奨される。（b）歯間ブラシは金属材料を使用していないものを使用する。

・歯ブラシ

　毛先が細く軟らかいものを使用したほうが、周囲粘膜を傷つけず、適切なブラッシングができる。天然歯とは構造が違うことに注意して、天然歯と同様のブラッシング指導ではなく、インプラントに対する適切なブラッシング法を指導しなければならない。毛先が細く軟らかいインプラント専用の歯ブラシが、各メーカーから提供されているのでそれを使用すべきである（**図35**）。歯ブラシを当てる角度にも注意が必要で、天然歯の際に推奨されるバ

ス法ではブラシの先が粘膜に面で当たってしまうため、患者が痛みを訴えることがあるので、注意が必要である。ブラッシング法としては、スクラビング法が推奨される（**図36**）。

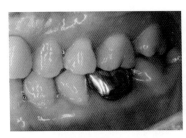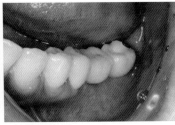

図35　インプラント補綴装置に適したブラッシング
インプラント体の断面形態は、天然歯の断面形態とは異なり、さらに幅径も天然歯より小さくなることが多いため、歯肉粘膜貫通部から歯頸部に至る移行部形態はオーバーカントゥアになりやすい。したがって、頸部への歯ブラシ挿入は天然歯よりも困難となる。インプラントの頸部の形態に着目し適したブラッシングを行う。

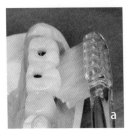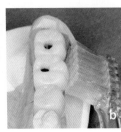

図36　ブラッシングの角度の検討
ラウンドカット毛、平切りタイプの歯ブラシを使用（DENT EX 34S）した場合、（a）このような角度のバス法でのブラッシングでは、インプラントの頸部に毛先が届かず、粘膜を擦過してしまう。むしろ、（b）のようにバス法等は逆に歯軸に対して135度の角度でブラシを当てるとブラシの先を上部構造に的確に接触させることができる。

・**歯間ブラシ**

　インプラント体、アバットメントはチタン製でステンレスよりも軟らかいため、歯間ブラシはワイヤーがプラスチックコーティングされたものが推奨される。

・**デンタルフロス、スーパーフロス**

　歯間部の清掃に有効だが、ポケット内まで清掃使用すると粘膜を傷つけたり、プラークを押し込む可能性があるので注意が必要である。

（2）清掃に用いる器具2（プロフェッショナルケア）

　プロフェッショナルケアの際に用いる器具については、天然歯の場合とほぼ同様であるが、大きく異なる点は、ステンレス製のスケーラーチップは用いないことである。インプラントの上部構造は、もともと滑沢に仕上げられているため、プラークの状態で確認されることがほとんどで、歯石が付着していることはむしろまれである。したがって、硬い金属製のスケーラーチップを使用しなくても十分清掃可能である。ただし、下顎の前歯部には、歯石が付着していることがあるため、その際には、プラスチックまたはチタン製の手用スケーラーで注意深く除去する。また、研磨剤入りのポリッシングペーストも通常は使用せず、使用するときは研磨剤の残留のないよう注意する（**図37**）。

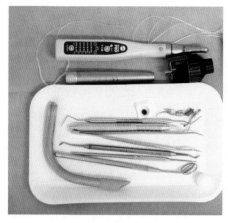
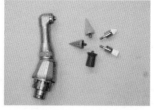
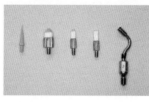

図37　メインテナンス時の使用器具（プロフェッショナルケア）

文献
1）Lindhe J, Meyle J. Peri-implant diseases: Consensus Report of the Sixth European Workshop on Periodontology. J Clin Periodontol,Sep;35:282-5,2008 doi:10.1111/j.1600-051X.2008.01283.x.

Column

インプラントのブラッシング法は天然歯と同じで大丈夫？

　天然歯とインプラントの構造は同じではない。特にブラッシングの際に注意が必要な頸部は、形態が大きく異なる（**図35**）。そして、**図36**に示すように、バス法（**図36a**）でのブラッシングでは、インプラントの頸部に毛先がなかなか届かず、粘膜ばかりをこすっていることになってしまう。むしろ、バス法等は逆に歯軸に対して135度の角度でブラシを当てると、ブラシの先を上部構造に的確に接触させることができる（**図36b**）。そして、毛先が細く軟らかければ、インプラントの頸部まで清掃が可能となる。インプラント治療の歴史はまだまだ50年程度で、明らかにされていないことも多々あるため、既成概念にとらわれず、適切なブラッシングの方法を考え、確立していくことが大切である。

（近藤尚知）

第9章　やってみよう

以下の問いに○×で答えてみよう（解答は巻末）

1．歯科衛生過程は、病名を診断するための思考ツールである。
2．歯科衛生過程の循環プロセスを適正にたどるためには、クリティカルシンキングが不可欠である。
3．歯科衛生診断は、問題と原因で表わされた歯科衛生士の臨床判断である。
4．原因句を具体的に表記すると、個別性が高まる。
5．SOAPは、問題基盤型診療録の記載方法である。

索引

やってみようの解答

章	問題の番号														
	1	2	3	4	5	6	7	8	9	10	11	12	13	14	15
1	×	○													
2	×	×	×	×	○	○	×								
3	○	×	○	×	○	○	○	○	×	○					
4	×	×	×	○	×	○	×	×	×	×	×				
5	×	×	○	×	×	○									
6	×	○	○	×	×										
7	○	×	○	×	○	○	×	○	○	○					
8	×	○	×	×	×	○	×	×	○	○	×	○	○	○	×
9	×	○	○	○	×										

この度は弊社の書籍をご購入いただき、誠にありがとうございました。
本書籍に掲載内容の更新や訂正があった際は、弊社ホームページ「追加情報」
にてお知らせいたします。下記のURLまたはQRコードをご利用ください。

http://www.nagasueshoten.co.jp/extra.html

歯科衛生士講座　歯冠修復と欠損補綴の治療と診療補助　　　　　　　　　ISBN 978-4-8160-1371-3

© 2020. 1. 23　第1版　第1刷

編 集 主 幹	松村英雄　大久保力廣
	二川浩樹　吉田直美
発 行 者	永末英樹
印 刷	株式会社 サンエムカラー
製 本	新生製本 株式会社

発行所　株式会社　永末書店

〒602-8446　京都市上京区五辻通大宮西入五辻町 69-2
（本社）電話 075-415-7280　FAX 075-415-7290　　（東京店）電話 03-3812-7180　FAX 03-3812-7181

永末書店 ホームページ　http://www.nagasueshoten.co.jp